あなたに
よいことが
起こるために

マリアン・ロハス 著

私に関わる

６人の男性に

捧げる

目次

第六章　感情と健康への影響

プロローグ　―旅の始まり―

千里の道も一歩から　老子

　飛行機や電車、一般に交通機関は、特別なことが起こる心うかれる場所です。そのためには、ただ乗って観察し、良い機会があれば一歩踏み出しさえすればよいのです。私の人生の忘れ得ぬ物語は、そのような状況から生まれました。

　数年前、私はニューヨーク・ロンドン間のフライトで窓側の席に座っていました。いつも窓側を選びます。それは空や雲や海を観察するのが好きだから、また何よりも雄大な自然を前にしての人間の小ささを実感するのが好きだからです。そのように感じると地上で起こることを相対化できるからです。私はいつも隣に座る乗客に注意を払います。何時間も飛行機に乗っていると、隣の人と何かの形でつながります。何を読んでいるのかな、画面で何を見ているのだろう、・・・何か食べているのか、寝ているのか、などと考え、ついその人の状況や旅の理由を推測してしまいます。家族はいるのだろうか、仕事の出張だろうか。立ち上がる時には、丁寧に簡単な言葉かけをして前を横切ります。通常、フライトの最後には、挨拶をして別れます。

誰かに興味を持つには、注意深く見つめれば十分だ、と思っています。普通フライト中にはいくらかの会話があります。その会話のおかげで、私はとても魅力的な人たちに出会い、私の人生に様々な形で跡を残した物語が生まれました。

さて、ニューヨークから離陸したフライトで、私は年配の男性の隣に座りました。男性は新聞を読んでいました。私はカバンから大学の授業ノートを取り出しました。それは解剖学のノートで、授業で描いた相変らず下手な絵を見ながら何百もの名前を暗記しようとしていました。そのとき、私のノートを見つめるその男性の視線に気付きました。私は笑みを浮かべて、英語で言いました。

「医学を勉強しているんです。」

彼は言いました。

「私の父は医者です。」

私はすぐにその人を分析しました。若い頃から分析するのが好きでたまりません。礼儀正しさの裏に、冷徹でガンとした一徹な視線を保っていました。私はわくわくしてきました。

「お父様の職業を継いでおられるのですか。」

「いいえ。昔から研究の方に興味がありまして・・・。」

「どんな研究ですか。」

「テロの研究です。」

私はノートを閉じました。とても刺激的な会話が始まると感じました。筋肉と奇妙な骨の勉強はマドリッドに着いてからにしました。男性が言うには、三〇年以上勤めたＣＩＡを退職したばかりとのことでした。少し前から自分の仕事についてより「自由に」話すことが許されていると前置きして、ロンドンに着くまで、イラク戦争とその地域の地政学的問題、石油とガス・パイプラインをめぐる争い、さまざまな西側諸国の利害関係などを、即席の中東地図の上にあちこち矢印をつけながら説明してくれました。


私は歴史や国際関係が大好きでしたので、正直、我を忘れてメモを取りました。会話のある時点で、私が精神科医になるために勉強していると話すと、男性は私をじっと見つめて、しばしの沈黙の後、私の好みや生き方についてとてもユニークな質問をしてきました。普段私はそういう質問をする側なので、自分のことをこれほどつぶさに聞かれることに慣れていません。でも、できるだけ誠実に答えるように努めました。

少しの間をおいて、男性は「専門を終えた後に、法廷精神科医、あるいは研究者として、ＣＩＡで仕事をしてはどうでしょう」と言いました。その瞬間、私の目が輝きました。刺激に満ちた世界に思えたからです。私はニコッとして言いました。

「私は知らない場所には、行ってみないうちは少し消極的になるたちなのです」

彼は私に連絡先を残し別れました。その後、私は何年もの間何度も手紙やメールで彼とやり取りを続けました。

読者にとっては残念かも知れませんが、私は別の進路に進むことになり、結局ＣＩＡで仕事をすることはありませんでした。しかし、私の名刺入れには「友である分析官」の名刺がずっと入っています。それを見るたびに、チャンスは近くにあるが、探しに出なければならないということを思い出しています。

思うに、「チャンスは忘れた頃にやってくる」という表現ほどナンセンスなものはありません。私の人生の計画を提案するためにわざわざ家に来てくれるような人はいません。見つけるためには、こちらから出かけなければならないのです。

最も苦しいことの一つは、自分が何をすべきか、何を選べば良いのかが分からないということではないでしょうか。そういうときに決断することは何か人間の力を超えた至難の業に思えます。現代の世界はチャンスに満ちています。これほどのチャンスがあったことはかつてありませんでした。史上最も刺激が溢れる時代を迎えています。今日の七歳の子供は、かつてこの地上に生きたどんな人よりも、多くの情報や刺激 ―音楽、音、食べ物、味、画像、動画など― に囲まれています。

この過剰な刺激が意志決定を難しくしているのです。今の若者 ―私もその末席を汚す有名なミレニアル世代― は何を選んでどこに行けばいいのかわからずに茫然自失となっています。勉強の場所も、卒業後の仕事の場所も無数にあるので、その中から一つを選ぶのはほぼ不可能に見えます。突然多くの可能性が目の前に現れ、どこに向って行ったらよいのか分かりません。混乱を極める社会、決めることの難しい社会です。多くの若者が知らず知らずに脳の機能停止状態に陥っているのを目にします。それは彼らは感覚的な刺激がないと何も決められないからです。

ミレニアル世代は、強い感動や感情にどっぷり浸かって生きているので、前に進むためには絶えず自分に満足を与えてもらう必要があるのです。これについては、後で多くの若者の心の中で何が起こっているのかを説明するときにお話しします。八〇年代以前に生まれた世代と九〇年代以降に生まれた世代には、明確な断絶があります。八〇年代と九〇年代の狭間に生まれた私の世代は、重要な転換期を生きてきたと言えるでしょう。

八〇年代以前の世代は、総じて苦労して生きてきました。多くは戦争を経験した親をもち、家族を養ってきました。最も大切なことは、彼らの人生において、デジタル世界、インターネットやソーシャルネットワークといったものが思春期を過ぎてから登場したということです。これが鍵です。彼らの人間関係、仕事の進め方、人生との向き合い方、ならびにその信念は今のとは異なる概念に基づいています。ここでいう概念とは、何らかのイデオロギーではなく、世界の捉え方のことです。

九〇年代以降、インターネットの誕生という画期的なことが生じました。本書では、現代社会において人が生まれたときからひっきりなしに受ける強度の刺激が与える影響や、社会的ネットワークが脳の報酬系（注。脳内の神経回路で、好ましい結果により活性化し、快感、満足感、達成感を感じさせる。ドーパミンという神経伝達物質が関与している）に与える影響を紹介し、なぜこの世代が深刻な不満を抱えているのかを説明しようと思います。教育、感情、愛情、職業、経済の分野において、彼らのモチベーションを高めるためには、多くの場合、ますます強く、ますます濃密な刺激が必要なのです。

あなたによいことが起るようにするためには、種々の要素が必要です。人生には、何をおいても生き延びること、そのために何らかの支えを見つけねばならない、というような極端に苦しい時期があります。でもそれ以外の時期には、私たちは各自のベスト・バージョン（TMV（※1）になるよう戦わなければなりません。人生に対する態度と楽観主義について話したいと思っています。というのは、人生にどう向き合うかは、私たちに起こることに大きな影響を与えるからです。どんな状況でも、その人が持っている心構え次第で、その時の対応の仕方が決まります。

長年の実験は、毎日直面する問題や疑問にどのように対応するかが結果を大きく左右することを示しています。脳、生理活性物質、遺伝子、細胞、感覚、感情、思考、すべてが一体となって働いていています。体の病気は、たいてい感情と直接の関係があり、私たちは常に体の病気が気分に及ぼす影響を適切に制御することができます。脳を理解するために、複雑なことを単純化してみましょう。脳を理解し、感情を管理することで、私たちの生活は改善されます。今日では、神経科学、具体的に言うと神経生物学と無意識と呼ばれているもの —感情から精神の深層まで— によって、私たちの行動の多くは説明されます。

この本では、幸福について —なぜなら誰もが憧れるからです— 、そして成功について語ります。ただし、成功にごまかされないよう気をつけましょう。私が診療している患者さんたちの間に、苦しみや痛みや失敗に直面し、それを乗り越えてきた大勢の人たちがおられ、感心させられることがよくあります。私の人生の偉大な師である父によると、失敗は成功しているときには見えないものを見せてくれるのです。

この本では、頭脳・心・体の問題だけでなく、何よりも私たちの生活の良い面、健康的な面について説明したいと思っています。それは読者が心身をより健康に保つために役立ち、望んでいる幸福に近づけてくれるだろうからです。

これから、自分自身を理解し再発見する心躍る旅が始まります。夢を再び抱いて、自分にとってより良い旅を計画し直すには、もう遅いということはありません。

※1　この方程式、ＴＭＶについては、第九章で見ていきます。

第一章　目的地：幸せ

幸せは定義されるものではなく、「経験されるもの」です。幸せを知るためには、人は幸せを感じていなければなりませんが、それを感じた後でも、言葉では満足のいく説明はできません。とは言え、別の角度から幸せとは何かの説明を試みましょう。

最初に伝えたいのは、幸せになるための早道も近道もないということです。幸せになるための手っ取り早いレシピで幸せを約束する自己啓発本に対する批判も多いですが、実は現在、幸せになるために欠かせない身体的・心理的幸福にそれなりの正確さをもって近づける、科学的研究やデータが多数存在していることは事実です。

私たち精神科医は、精神疾患について、というより精神疾患や気分障害に悩む人について研究しています。脳とその特定領域、特定のニューロン（注。神経細胞）とその背後にある生理学、精神疾患の内的・外的原因、診断の信頼性と最新の実験的な治療法の改善方法など、幅広いテーマについての学会を頻繁に催しています。おしなべて、可能なだけのあらゆる科学的見地から心の病気を扱っているのです。

若い頃から私は、悲しみや苦悩に苦しむ人々を癒し助けることを天職としてきました。そのために幸せ、快楽、愛、思いやり、喜びを調べ、一連の難問と格闘してきました。つまり、なぜある人々はどんな状況でも、苦しみ不平を言う傾向があるのか。幸運というものはあるのか、あるいは思っているほど運次第ではないのではないか。人の心や性格を形成する上で、遺伝的負荷はどれほど重要なのだろうか。私を幸せにする要因は何か、など。これらの研究によって、私はとても示唆に富む考え方や書物を知るようになりました。

現在の社会は、かつてないほど豊かになっています。これほど物があることはこれまでありませんでした。私たちは必要とするもののほとんどを手に入れる可能性をもち、多くの場合、ワンクリックで何でも手に入れることができます。結果として、それは望ましいことではなく、むしろ避けるべきことですが、この過剰な豊かさに慣れっこになってしまったのです。

時に、私たちは自分がすべてを所有するに価する者だと思っていますが、それは、望むものすべてを手に入れることが良いことだと思わせる、現代の支配的思想である唯物論の影響です。しかし、物をため込むだけでは、内的に満ち足りた状態である幸せに至ることはできません。

幸せは、自分の能力や才能を最大限に生かそうとし、その結果、自分の成長を実感することから成り立っています。幸せとは、人生の中で小さな芸術作品を作ることであり、それによって自分を最高に成長させようと日々努力することです。

幸せは、私たちの人生や存在に私たちが与える意味と密接に関係しています。

このように、幸せになろうとする第一歩は、自分が人生に何を求めているかを知ることです。意味を失い、あてもなくさまよう混乱した世界において、わたしたちは「意味」を「快楽」に置き換えてしまいがちです。社会は大きな精神的空虚に苦しみ、身体的満足感、セックス、食べ物、アルコールなどの快楽を必死に探すことによって埋めようとしています。つねに新しくより激しい感動や快楽を体験したいという飽くなき欲求があります。性的関係、適度な美食、美味しいワインの楽しみなど、それ自体は何も悪いことではありません。問題は、それらの快楽を求めることが人生の真の意味に置き換えられる場合です。そのような錯乱状態では、快楽の蓄積が刹那の満足感を生み出す一方で、自分の中の空虚感がブラックホールのように成長し、徐々に人生を乗っ取り、不可避的に精神的な障害や破壊的な行動に至ります。

そうなって初めて、実際に害が出てやっと、被害者本人や周囲の人がこの状態から抜け出すのは一人ではできないと気づき、外部の助けを求めるようになります。ここに、その崩壊した生活を立て直すのを助けるための精神科医や臨床心理士の仕事が始まるのです。

人間は、所有することを求め、沢山ものを持つことが幸せだと考えています。経済的、社会的、職業的、情緒的な安定を求めて、・・安全、名声、物的所有、友達などを得ようとして憂き身を費やしています。本当の幸せは、何を所有するかにではなく、どのような人間であるかにあります。つまり、私たちの在り方そのものが真の幸せの基本なのです。

注意！ ワンクリックで、誰でも簡単に手に入れられるもののように売られている安物の幸せにご用心を。私たちの社会の二〇％が気分障害で薬漬けになっている現在、この唯物論的な考え方は正しいとは言えません。

物をため込むことで幸せにならないのであれば、幸せとは何なのでしょうか。私の考えでは、めまぐるしく変化し進化しているこの世界の中で、幸せは価値にあるという考えに戻るべきです。価値とは何でしょうか。価値はより良い人間になるため、人間として完成されるための助けとなるものです。それは土台であり、混沌と不確実性の中の導き手となります。

道に迷ってどこに行けばいいのかわからなくなったときは、明確な価値、明確な指針を持つことで、目的にたどり着くことができます。アリストテレスが『ニコマコス倫理学』の中で言ったように、「的を射る射手のように人生の的をしっかり見据える」ということです。今日では目標とする的がなく、射手は絶滅し、矢は四方八方に無秩序に飛んでいます。

私たちがどのような世界に直面しているかを理解するために、私が気に入っているのは、アメリカ陸軍士官学校で紹介されたＶＵＣＡという四つの単語の頭文字です。少し社会学的な話し方になりますが・・・。

それは揮発性、不確実性、複雑性、曖昧性です（英語で、*volatility, uncertainty, complexity, ambiguity*）。この概念は、冷戦終結後の世界の記述に用いられたもので、現在では、戦略的リーダーシップ、社会学的分析、教育などの分野において、社会文化的、心理的、政治的条件を記述するために使用されています。

揮発性とは、変化の速さのことです。ニュースの見出しは読者を惹きつけるために秒ごとに変えられ、流行の服や場所などは数日で変化し、経済や株式市場は数時間のうちに変動するなど、安定したものなどひとつもないようです。

不確実性。予測可能なものはほとんどありません。事件が次々に起こりますが、状況の展開の早さについて行けません。未来を予測しようとする手順はありますが、結果は予測を超えたものです。複雑性とは、私たちの世界が相互につながっていることと、人間の様々な分野でほとんど無限に小さいことまで正確に知り得ることとです。非常に些細なことまでが人生を左右します。―カオス理論の有名なバタフライ効果（注。ほんの些細な事がさまざまな要因を引き起こした後、非常に大きな事象の引き金に繋がることがあるという考え方のこと）―。曖昧性―私は相対主義と結びつけます―。それは明晰な観念を拒みます。すべてのものは、ある可能性もあるし、ない可能性もある。ほぼすべての面において、明晰な観念は存在しません。

私はずっと精神科医は素晴らしい職業だと思って来ました。それは魂の科学です。私たちは、相談に来られた方にその人の心がどう働くのか、情報をどう処理しているのかを、また感情と行動を理解できるようお手伝いをしています。過去の傷を癒やそうと、または困難な状況や制御不可能な状況にどう対処するべきかを知ろうと努めます。昨今、自分の人生をよりよく方向づけるため、また種々の問題の対処法を教えるため多くの本が出ています。他のすべてのものと同じように、それらの書物を識別する必要、特に自分に最も適したものを見つける必要があります。精神科医と臨床心理士は、患者の目線に立たねばなりません。そして、独断を排して、患者の沈黙、その時々の恐怖や心配事を理解し、彼らに落ち着きと楽観的な見方を伝えることが出来なければなりません。

人はどのように考えるのか、なぜそのような反応をしたのか、また感情とは何で、どのように頭脳に反映するのか、これらのテーマを知り理解することは、私を夢中にさせます。結局、幸せとは、自分をどう観察し分析し判断するのか、自分自身や自分の人生に何を期待しているのか、ということに大きく関わってきます。つまり、幸せとは、一方で、私の個人的願望、感情的な願望、職業上の願望と、他方で、私が少しずつ達成してきたもの、この二つの間のバランスにあるということです。このバランスがあれば、次の結果を生み出します。つまり、適切な自己肯定、適切な自己評価です。

マーメンのケース

　マーメンは三三歳で、ある大企業の事務員です。仲の良い両親と同居しています。彼氏がいます。内気で引きこもりがちな青年ですが、彼女を大切にしてくれます。職場は雰囲気が良く、職場の人とは時々一緒に出かけたりしています。ある日、診療所にやってきました。自己評価が最低だと切り出し、なぜだか理由は分からないと言って、こう付け加えました。

「親には愛されているし、仕事も好きだし、友達もいる人だけど、自分がつまらないものに見えるのです。」

　生い立ちについて簡単な説明をした後、突然黙り込み、そしてこう言いました。

「ここで見ず知らずの人に自分の悩みを打ち明けている自分が恥ずかしいのです。基本、私に不平など何もありません。」

　立ち上がってドアに向かって出て行こうとしました。私は後を追って、戻ってくるように言い、悲しく感じるか動揺しているのは、心の何かが機能していないのだから、今はセッションを終了した方が良いでしょうと言いました。彼女はようやく落ち着いて、戻ることに同意しました。

マーメンがセラピーを受け始めて八ヶ月になります。だいぶ良くなってきましたが、日々

の診察の最中に、「その瞬間」と私が呼んでいる時があります。そのとき、彼女は打ちひしがれて、言うのです。

「ここにいて、見ず知らずのあなたに私の人生を語るのは恥ずかしい。」

そして、出て行こうとするのです。自分の人生を誰かと共有していることを認めるのは、彼女にとって耐えられないことなのです。少しずつ気づいていき、自分の成長を妨げている内的葛藤を解消すべき理由を自分の方から声に出して語るようになりました。

どんな状況でも、そのように行動する人には次のように言うことができます。

「また来なくてもいいですよ。でも、気が向けば、電話で予約してくださいね。」

しかし、私は彼女の時を受け入れ、診断を下すことなく、何も言わなかったかのように診察を続けています。

自己肯定感と幸せ

自尊心と幸福感は密接に関係しています。落ち着きがあり、内面のバランスがとれ、日々の生活に小さな楽しみがある人は、通常、適切なレベルの自己肯定感を持っています。

自己肯定感に問題のない人

ミゲル・デ・ウナムーノは九八年世代の偉大な作家の一人であり、誰もが知る親しみやすい庶民的な人でした。ある時に、「アルフォンソ一〇世賢王大十字架」の勲章を、アルフォンソ十三世から直々に授与されました。

活動的な社会党員で共和主義者として知られていたウナムーノ氏は、授賞の際に言いました。

「陛下、私に相応しいこの十字架をいただけて光栄です。」

驚いたものの、この作家の性格を知っていた王は言いました。

「面白い。普通、受賞者は自分は値しないと言うものだが。」

いつもの人なっこい笑顔でウナムーノは、答えました。

「王様、他の人たちの場合は、確かに値しませんでしたね。」

幸せと苦しみ

幸せとは何かは、人はそれを失って初めてわかると言われます。痛み、苦しみ、悲嘆、経済的な問題に直面すると、幸せは私たちから去って行きいき、「私は幸せではない。何て苦しいんだ。何て不運なんだ」と叫びます。そうなると、以前幸せだったときのことを思い出すことも、過去に自分を満たした喜びを評価することも難しくなります。

人生はやり直しの連続で、喜ばしい状況や幸せな時もあるとは言え、困難の時にも欠けません。幸せになるためには、トラウマや困難から少しでも立ち直れることが必要です。理由は簡単で、傷のない人生は存在しないからです。敗北の経験とそれをどう受け入れるかは、人生において最も大切なものです。人間は生きていれば必ず過酷で困難な時を経験します。だから、それを克服することを学ばなければ、あるいはせめて克服しようと努力しなければ、幸せにはなれないのです。

精神科医として、あらゆる種類のトラウマを治療してきました。それゆえ、この本を書くにあたって、この世にはつらい人生があること、ときにはひときわつらい人生があることを知っています。私たちの力が及ばず、どうしようもない面があります。人は、人生で起こる多くのことについて選択できませんが、出来事に対してどのような態度をとるかについては、全く一人ひとりの自由です。ちょうど、何枚かの良いカードと悪いカードが配られているようなもので、受け取ったカードを使って最善を尽くさなければなりません。

人間には、過去の傷やトラウマを克服するための道具が必要です。肉体的にも心理的にも壊滅的な打撃を受ける体験は、人生に深い痕跡を残します。どのようにそれらを克服しやり直すかが、個性の成長に影響します。この才能は、程度の差こそあれ私たち全員が培ってきた心の強さ、すなわちレジリエンス（回復力、復元力）から生まれます。

レジリエンスの概念は、フランスの医師ボリス・シリュルニクによって導入されました。ウクライナ出身のユダヤ系移民の子供であるこの精神科医は、一九三七年にボルドーで生まれ、ナチスのフランス占領後、まだ五歳の時に両親が逮捕され、絶滅収容所に送られました。彼はなんとか逃れることができ、あちこちに隠れましたが、最後にジャン・ラボルデという偽名で、非ユダヤ人の子供として農家に引き取られました。戦後、その家族に励まされて医学を学び、精神科医となったのです。

若いボリスはすぐに、自身の体験を吟味することによってトラウマの諸原因を解明することができるのでは、そしてトラウマや感情の崩壊に苦しむ人々、特に子供たちにその回復の手伝いをすることができるのではと考えました。

> 『スペイン王立アカデミー辞典』では、その中の一つの項目で、レジリエンスを「物やシステムが、それまで陥っていた混乱状態が停止したときに、初期状態を回復する能力」と定義しています。シリュルニクは、「トラウマから回復し、傷を消し去り、幸せになるための人間の能力」とその概念を拡張しました。

レジリエンスは私たちに希望のメッセージを送ってくれます。かつては、幼少期に受けたトラウマは永久に消えないものであり、それが子供の後の人生に決定的な影響を与えるものだと考えられていました。では、どうすればこのような深く辛い傷を克服できるのでしょうか。鍵は、連帯、愛、他者との接触、一言で言えば、愛情にあります。

シリュルニクは、自らの体験を通して、これに関して多くの例を示しています。教鞭を執っているトゥーロン大学で、アルツハイマーの患者を診察してきました。そこで、患者の多くは、言葉は忘れても、愛情や音楽、ジェスチャーや愛情のサインは忘れていないことを発見しました。シリュルニクは魂は柔軟なものだと主張します。以前は、人は痛みや苦しみによって決定されているというのが定説でした。でも、もし人がトラウマや傷を克服すれば、レジリエンスを持つ人となるのです。

この過程で鍵となるのは、過去の失敗に言及して本人を責めないこと、そしてサポートと愛情を与えることです。これには多くの治療法があります。数年前、カンボジアで児童買春から少女たちを救出する活動に従事しました。それは明らかに私の人生の中で忘れられない経験の一つでした。

カンボジアの売春宿を回って、悲惨な状況にある少女たちの救出に従事しました。十三歳で売春組織から救出されたばかりの少女の記憶が鮮明に残っています。彼女は無表情で私に尋ねました。

「私はいつか普通の生活ができて、何か楽しめるようになれるのかしら。」

希望のメッセージはそこにあります。科学はそれを説明し、私の経験はそう教えてくれました。最も深い傷も癒す方法はあります。先のページで、私がどのようにしてそのカンボジアでの魅力的なプロジェクトに協力することになったのか、また私の人生を決定したいくつかのストーリーをご紹介します。この道を歩むうちに、人間の脳について、またそれに伴って苦しみについての理解が深まり、最後には幸せへの道が見えてきたのです。

トラウマ

トラウマになる出来事は、自己のアイデンティティ、そして他人と世界に対しての信念を破壊します。この破壊がトラウマの始まりです。シリュルニクは、トラウマが生じるためには二つの衝撃がいるという二重衝撃理論を確立しました。最初の一撃は、動揺を生む出来事そのもの、つまりトラウマとなる出来事そのものです。それに加えて、これがトラウマとして定着するためには第二の衝撃が必要というのです。それは、周囲の人々のある種の行動、すなわち大雑把に言って拒絶や放棄、差別、嫌悪感、軽蔑、屈辱（それらすべてに共通するのは、無理解という態度です）を内に含む行動から来る打撃です。

ボリス・シリュルニクによれば、レジリエンスの柱は次の三つです。

―当人の内部にあるもの。生まれた時から持っている心の道具、つまり安全な愛着（注。愛着理論によれば、正常な精神的発達のために、少なくとも一人の養育者と親密な関係を維持する必要がある）を持っていること。これはトラウマを克服するための最強の予防の一つです。

―家族と周囲から受けるもの。世話をする人、親、信頼できる人が提供する支援。これが痛みを伴うトラウマを克服するための鍵となります（これがなければ、深刻な仕方で第二の打撃が現れます）。

―社会から受けるもの。つまり、そのような時に社会的・法的支援があることです。地域社会の支援を受けるなら、トラウマを軽減し、被害者を強くすることができます。

シリュルニク（※2）「ある子供が精神的な打撃を受けてひどい悩みに陥ったので、それを親に話したとしましょう。そのとき、もし親が思わず嫌悪感や非難の態度を表してしまったら、その瞬間、子どもの苦しみはトラウマに変わるのです。」

ルシアのケース

ルシアは六歳の女の子でした。両親と七歳と二歳の二人の兄弟と一緒に暮らしていました。近所の学校に通い、とても明るく創造的で想像力豊かな子供でした。ある日、学校の友達の家で誕生日会をしている時に、トイレに行きました。中に同じクラスの男の子の父親の姿を見つけたので、彼女は外に残り、礼儀正しく謝罪しました。そいつは―他の言い方に値しない―、入ってくるようにやさしく言いました。彼はズボンを下ろし、ルシアに触って欲しいと頼みました。

少女は怯えながらも従いました。すると今度は彼女の下着を脱がせ、ドレスの下に手を入れました。（※3）ルシアは麻痺してしまい、話すことも叫ぶこともできません。

男は誰にも言わないように、さもないと彼女と兄弟に大きな害を与えると脅しました。トイレから出てきたルシアは、隅に隠れて泣きました。彼女の両親はパーティーには来ていなかったので、一刻も早く来て欲しいと願いました。

三〇分後、両親が家に入るのが見えました。すると、トイレにいた男が近づいて、両親にうやうやしく挨拶をして、娘さんはとてもお利口でとても行儀良かった、と両親に伝えました。

汗をかき始め、ルシアは泣きたくなりました。男は彼女に近づいてきて、手を取って言います。

「ご両親が来たよ。君がとてもお利口にしていたと伝えておいたよ。帰ったら、兄弟にキスしてあげてね。」

ルシアは車に乗ってすぐに、両親に起こったことを話しました。両親は、ルシアの話を鵜呑みにはしませんでしたが、しっかりと聴きました。そして二日後、助言と対処法を探るため、私の外来に来ました。それが本当かどうか疑っていましたが、これ以上少女を傷つけたくないと強く望んでいました。

私はルシアを半年間治療しました。彼女は悪夢を見ることがあり、年上の男性と話すのが怖く、悲しみに襲われ、学校に行きたがりませんでした。

最初の瞬間から両親は娘をサポートする態度を示しました。問題は裁判に持ち込まれ、彼女は精神的な力を磨くことを学んでいきました。今では健康で明るい十三歳の女の子です。

※2 Borys Cyrulnik, Muy Interesante, n.° 252, mayo de 2012.

※3 読者の気分を害さないため、詳細を省いています。

数ヶ月前、英語を学ぶために、しばらくアイルランドに行くと言いに医院に来てくれました。お別れの時、こう言ってくれました。

「もう怖くありません。乗り越えました。私を支えてくれたこと、私を信じてくれたこと、そして両親との関係を強めてくれたことに感謝します。両親が最初は少し疑っていたことを知っていますよ。でも、彼らが最後まで支えてくれたこと、そしてあなたが最初から理解してくれたことで、大きなトラウマから永遠に解放されました。」

幸せになるということは、敗北を乗り越えた後に立ち上がることができるということです。

今の生活が悪夢になることがあります。時に、人には逃げ出したくてたまらなくなることがあります。また、人はトラウマとなる何かの記憶や過去の出来事の中で思考停止し、麻痺してしまうことも。しかし、過去にとどまっていると、受けた害やつらい感情を忘れることができず、不機嫌で恨みがましい人間になってしまいます。

体力的にも心理的にも厳しい時期を終えたあとに力を取り戻すため、あるいは達成できていない目標に向かって再挑戦するために、休憩やブレーキが必要だと感じる時期が誰にでもあります。そういう一時停止の時、特に休暇の初めに、緊張と疲労が表面化し、これまで以上に弱さを感じます。この弱さは精神的なものだけではありません。一定期間負荷のかかることをしたあとに体をリラックスさせると、防御力の全般的な低下が起こり、風邪やインフルエンザやその他の病気に罹りやすくなります。

これら緊張直後の時は、対処のしかたによっては深刻な精神的不適応が発生する恐れがあるので、私たちの心の旅路の中で特に注意が必要です。このような時期をとても警戒しなければなりません。というのは、少し落ち着いて反省し、精神的な健康が危険にさらされていると気づくのは、活動を止めた時や時間が余っている時であることが多いからです。いずれにしても、戦いに勝利するのは疲れ切った兵士です。自己との戦いも内的な強さを持った人が勝つものです。その内的な強さは問題を克服するのを助け、内なる自己を支配しながら、また私たちを苦しめ、バランスよく今を生きることを妨げている過去の思考や未来への不安を克服しながら培われます。

時間がすべての傷を癒やすわけではありませんが、最も痛みを伴うものを忘れるように助けてくれます。したがって、苦しみは強さを身につける学校です。苦しみから出るこの流れを「健全な」方法で受け入れるとき、人は人生のための重要で不可欠な内的自制を獲得します。

> バランスとは、人生の無数の波乱にもかかわらず、ある内的平和、平穏、調和を維持することを学ぶことです。

精神的衝撃を受けた後は、自分が描いた人生のプロジェクトを達成するために、自分の人生の主導権を取り戻す必要があります。つまり自らの人生の主人になることです。気楽な人生を送りたければ、近視眼的に行動すれば足ります。つまり、外からのでたらめな刺激に反応するだけの生活です。反対に、簡単ではないが望ましいのは、長期的な目標を持って人生を設計することで、時に道からそれることがあっても、再び道に戻り目標に向かって進むようにすることです。この長期計画を持っていない人、自分が何になりたいのかわからない人、人生に意味を見いだせない人は、幸せにはなれません。

解決策は薬にはありません。確かに薬は、体が自力では回復しない時や、状況があまりにもひどく、崩壊しないために特別の助けが必要な時などには、役に立ちます。薬は、脳内の物質の過不足を調節します。しかし、薬は脳や魂の機能に取って代わるものではなく、それらが機能しないとき、それを機能させるために助けとなるだけです。

薬物療法はそれなりの解決策を提供してくれますが、もう一つの効果的で役に立つ療法があります。それは医師の態度です。医師からの励ましの言葉や、医師が患者の話に心から誠実に耳を傾けることには、大切な癒しの効果があります。

医師の態度が痛みを和らげる

二〇一七年五月の『ジャーナル・オブ・ペイン』誌に掲載された論文は、診察における医師の態度の重要性を取り上げています。患者が信頼を持って医者にかかると、痛みの感覚が低下することが明らかにされました。医師はまるでプラセボ（偽薬）のような働きをします。例えば、医師が患者と同じ場所で夏を過ごしたり、好みが似ていたりするとどうでしょうか。

マイアミ大学の研究者であるエリザベス・ローシンによると、患者が医師と社会的、教育的、文化的、宗教的に繋がっていると感じるなら、それが痛みを抑えるのに役立つようです。人が医者の診察を受けながら、何かが、あるいは誰かが痛みを和らげてくれると感じれば、その信頼は実際に効果をもたらすのです。この安心感と希望が浮かんでくると、脳は痛みを和らげるエンドルフィンに似た化学物質を放出します。

とても頻繁に起こることですが、信頼できる医師や、かかりつけのセラピスト、痛みの専門家のところに行き不快感を説明すると、自動的に症状が改善するのです。

医師は患者のために「ビタミン剤」であるべきなのです。今のように医療システムが混雑している中では、簡単なことではありません。時間がないのですから。病状が深刻ではないなら、多くの場合、錠剤で治す方がシンプルで実際的で効率的です。ときには、笑顔や前向きなコメント、病気の進展についての希望に満ちた言葉で十分な場合もあります。

苦しみには意味がある

現代社会は苦しみから逃げる社会です。苦しみに遭遇すると、次のような疑問が湧いてきます。一体私は何をしたのだろうか、過去の過ちのせいだろうか、どうして神はそのような苦しみを許されるのか、などなど。苦しみに関して、私たちの役に立ちそうな興味深いいくつかの点について見ていきましょう。

痛みには、人間的、精神的な価値がある

痛みは私たちの人格を高め、より良い人間にする力を持っています。不幸な出来事の後に、人生を立て直し、別の生き方を見つけ、やがてその不幸の経験を感謝するようになった人は、どれほど多いことでしょうか。軽薄でことなかれ主義的な生活をしていた人が、困難な経験によって変貌を遂げることも珍しくありません。

苦しみは内省を促す

苦しみは、それまで考えてもみなかった多くの問題の深い部分に気づかせてくれます。苦悩に直面すると、私たちは人生の意味を、もっとも根本的な信念の意味を明らかにしようとせざる得なくなります。自分を飾っていた仮面や外見が消え去り、裸の自分が現れます。

苦悩は自分の限界を受け入れるのに役立つ

苦悩に襲われると私たちは弱くなり、それまでいた舞台から落ちてしまいます。その時は謙虚になり、他の人の愛情やサポートが必要であることを認めねばなりません。私たちは一人では何もできないのです。自分の限界を他の人と共有することは、単純さへの第一歩、受けた災難を克服するための第一歩になりえます。自分の限界を自覚することは、連帯感を、他者の痛みへの共感を、そして最終的には他者への愛を強化します。

それゆえ、苦しみは心を変える

痛みに圧倒された困難な時期を経て、人は他者の魂に近づきます。周りの人に共感し、理解を深めることができるようになります。誰かに愛されていると感じる時、その人の人生が変わり、光り輝き、その光が周囲に伝わります。真の愛は、素直に受け入れられた痛みによって強められ、人を利己主義から解放します。共感力のある人は、より親しみやすく、その人の居るところはとても心地よい空間となります。

苦しみは幸せへの入り口となりえる

もし幸せを手に入れたいと望み、そのための手段を使うならば、痛みは人格を本当に成熟させ、他者への奉仕、自分自身への深い理解へと導いてくれます。

> 苦しみ、痛み、病気に対する解毒剤は一つしかありません。それは愛です。

私たちを押さえつける思考や感情はどのようなものかを理解するため、またストレスや葛藤に対して脳がどのように反応するのかを理解するために、人間の内面に飛び込んでみましょう。単純なことを理解するには時間がかかるものです。さあ、始めましょう。

第二章　苦しみの解毒剤である愛

この章では、愛を大きく五つに分けて考察したいと思います。

➤健全な自己愛と自己肯定感（※1）
➤恋　愛
➤他者への愛
➤理想と信念への愛
➤思い出への愛

※1　第一章参照。

恋　愛

どんな臆病者でも、愛があれば勇敢な英雄に変身する　　プラトン

恋は最高にうれしいことです。誰かに恋すると、すべてが変わります。本当に愛するときに、それまで心の底に隠れていた素晴らしい宝が現れます。愛を感じながら人生が情熱的で生命力に溢れるようにならない人間はいません。人間には愛が必要なのです。愛は人生の大きな問題です。

> 恋に落ちることは人を決定的に変えてしまいます。人生の中で最も強い感情は愛によって感じられます。

恋愛を扱うことが本書の目的ではありませんが、健全な恋愛をしているとき、人生のあらゆる面にポジティブな影響を与えます。

他者への愛

連帯とボランティア精神、つまり他者への献身は心と体を守ってくれます。愛されている

と感じること、付き添われていると感じることは、幸せになるための秘訣の一つです。人生では、楽しさや喜びを感じる瞬間は、ほとんどが他者との交流に関係しています。恋人との関係やビジネスや家族関係（血縁の家族、あるいは法的家族）がうまく機能するためには、その人間関係が気楽なものであるか、少なくとも比較的健全であることが不可欠です。

あなたの周りにいる特定の人を嫌いになることがあり、その人がいるだけで落ち着きを失うことがあるでしょう。そのままにしておくと、その人たちは有害な存在に変身してしまう危険があります。特定の人と一緒に暮らしているとき、雰囲気が常に敵対的で緊張感のあると感じ警戒心を強めてしまうと、病気になったり、深く悩んだりすることにつながります。このような隣人は、あなたの元気を吸い取ってしまうので、「精神的な吸血鬼」と言えます。仲間うちでも、家族や職場でも、私たちは本能的に、関係を持つことが楽しく自分を高めてくれる人と交流し友情を育む傾向があります。逆に、敵対的で否定的な人たち、常に何か毒を持っている人たちを拒絶します。

ロバート・ウォルディンガーは、これまでに行われた幸福に関する最高の研究を指導したアメリカの精神科医です。それは現在も続けられている実験で、二つのグループの人たちの人生を調査することから始まりました。第一のグループは一九三八年にハーバード大学の二年生だった学生たち、第二のグループはボストンの最も貧しく疎外された地域の少年たちでした。研究の目的は、思春期から大人になるまでの期間に焦点を当て、何が人を幸せにするのかを見極めることでした。七五年の長きにわたって被検者は自分の仕事や家庭生活、健康について尋ねられました。実験を始めた七二四人のうち六〇人は現在も実験に参加しています（今はほとんどが九〇歳以上ですが）。そして今、二〇〇〇人以上の彼らの子どもたちについての研究が始まっています。

研究の初めに、これらの若者とその両親にインタビューを行いました。そして、診察、家族との面談、病歴聴取、血液検査、脳CTスキャンなどを行いました。その実験からどのような結論が得られたのでしょうか。その結果は研究者たちを驚かせました。富や名声、あるいは仕事における努力がいかに大切かという教えはありません。生理学的、医学的な面ですら同様でした。そのメッセージは明瞭かつ単純なものでした。すなわち、私たちをより幸せにし、より健康にしてくれるのは良い人間関係であるということだったのです。

その研究から、人間関係に関して三つのことが分かりました。

➤人とつながることは人のためになり、孤独は人を殺します。強烈な言い方ですが、事実です。孤独は人を殺します。家族や友人、地域社会としっかりつながっている人は、そうでない人よりも幸せで健康的で長生きです。孤独は深い毒性を持っていることが証明されました。統計的に、孤立した生活をしている人は幸福感が低く、中年になると不健康になる可能性が高く、老年になると脳機能の衰えが激しくなり、早死にしてしまいます。これは、私たちの社会で孤独な人がますます増えていることを考えると、緊急に対処すべき重大問題です。二〇一七年に行われた研究では、孤独感とアルツハイマー病などの認知症との関連が指摘されました。

▼社会的絆で重要なのは、その数ではなく質です。関係が近ければ近いほど質が大切になります。争いの中で生きることは健康を害します。けんかの絶えない夫婦や、愛情が薄い結婚は非常に大きな弊害があります。逆に、良好で温かい人間関係の中で生活することは、防御となります。この研究によると、被験者の老化の程度を予測する指標となるのは、コレステロール値ではなく、人間関係の満足度でした。五〇歳で最も満足していた人は、八〇歳になったときに最も健康でした。

▼良好な人間関係は体を守るだけでなく、脳も守ります。直感的にわかることですが、その研究によって証明されました。高齢になっても他者としっかりとした信頼関係を持つ人は、その関係によって保護され、その人たちの記憶をより長く鮮明に保ちます。逆に、お互いに頼りにならないと感じるような関係の人間関係にどっぷり浸かっていた人は、早く認知の問題がでてきます。

【良好な人間関係の基本とは？】

あらゆる種類の人間関係（職場の人間関係、友人間、夫婦間・・・）の基本は、他者との健全な関係、つまり、誠実な雰囲気を作った上で成立すると言えるでしょう。

第一印象が悪いとそれを良くするための第二の機会はないと言われます。必要がない限り、嫌いな人や顔も見たくない人から物を買う人はいません。私はこれまでに何人かの銀行員を診療してきましたが、いつも思うのは、銀行員と顧客との間に友情や共感がなければ、自分のお金や財産を他人に管理させることはあり得ないということです。同じように、私たちはより親切な対応をしてくれた人から車や他の製品を購入するでしょう（値段の差が極端な場合を除いて）。

友情は、恋愛の次に最も密度の濃い人間関係です。真の友情が生まれるためには、一緒に過ごすことと体験と感情の交換が必要です。友情は信頼で成り立っており、軽率な行動で壊れてしまいます。心を込めて育てる必要があります。友情は対等な二人の関係で、親密さと互いに学びあうという要素から成り立っており、職人のように忍耐強くそれを育てていかねばなりません。

【他者との正しい関係性を生み出すには？】

役に立つかもしれない若干のアイデアを手短に紹介します。それは、ガイドラインに文字通りに従わなければならないという意味ではありませんが、よいヒントになる可能性があり、またなぜときどき人間関係が上手くいかないかを理解するために、個人的反省のためのチェックポイントとして使えるかもしれません。

一、人に関心を示すこと

「私は人間嫌いです」と、多くの人が私に言います。

心に残る最も良い思い出はたいてい他者に関するものであり、また人生の最大の宝の一つは他者と関わり、つまり愛されていると感じることですから、この発言は私には衝撃的です。無愛想で、無口ですが、人情のある一人の友人のことが特に思い出されます。あるとき私にこう言いました。

「僕はほとんどの人に我慢がならない。」

その人は、よい人間関係を維持することが成功と報酬をもたらす仕事をしていました。私たちの信頼関係に自信があったので、収入は大丈夫か聞いてみたところ、こう答えました。

「お客さんには興味があるからね。」

いとこやおじさん、義理の兄弟などと家族の集まりに行く場合、彼らの中に入り、つながりを持つ一番の方法は、彼ら自身のこと、その人の生活や仕事、健康状態に関心を持つことです。でも、わざとらしくしないようにすべきです。アンケートや調査をしているようにではなく、誠実で親しみやすい態度でアプローチすること。常に他者の人生に関心を持ちましょう。

二、重要なデータを覚えようとする

名前やデータの記憶力に優れている人はそうそういません。他人の情報を覚えることができる人は、より短い時間でより強い絆を生み出します。長い間会っていなかった人と道で会ったとき、奥さんの名前を覚えていたり、父親が何かの病気で治療中だったことを覚えていたりすると、自動的に二人の間に心地よい親近感が生まれてきます。私たちは皆、自分のプライバシーが侵されない程度に自分のことを覚えていて欲しいと思っています。そのためには努力しなければなりません。

チェース・マンハッタン銀行のデビッド・ロックフェラーは、十万人以上の名前が書かれたプライベート・カード・ファイルを持っており、その中にはこれらの人々との会合の情報が保管されていました。この情報によって親近感が生まれ、出会った誰もがこの人は自分を特別な存在として大切に思ってくれていると感じられるようになりました。

私の父は会った人のことは何でも書き出す癖があります。最近、彼の携帯電話であるレストランの電話番号を探していたら、こんなメモを見つけました。

オーナー、ペペ。奥さんはアナ。子供は三人。末っ子がまだ学業を終えていないので心配している。父親は数ヶ月前にアルツハイマーで亡くなった。年配のウエイターのパコはずっとここで働いていて、関節炎を患っている。

私は合点がいきました。父があの店に行って、一人一人を名前で呼んでその悩みを尋ねたならば、疑いなくすぐに皆と仲良くなれるでしょう。繰り返しますが、そのような親しさを得るためには努力と工夫が必要です。具体的には、脳の記憶領域である海馬を強化するとか、誕生日や記念日、周りの人の心配事などの情報を手帳に書きつける習慣をつけるとかの努力です。

三、その人自身、その人の人生、趣味、仕事について深く知るこれは特にビジネスの世界では重要なことです。何かのことで合意に達するのは、ほとんどの場合、真心と親しさを感じている人たちの間で起こるということを考えるべきです。会社の社長との打ち合わせがあるなら社長の情報を探し、友人を驚かせたいなら彼について調べましょう。家族の誰かの人生を明るくしたいなら、その人は今何に興味があるかを考えましょう。それには時間と意欲が必要です。家族や友人との関係を失いたくなければ、ときどき電話をかけてください。ほんの少しの努力で、得るものは大きいです。人々を十把一絡げにせず、一人ひとりを考えること。各自の好みは何かに気を配ってください。周りにいるすべての人に同じ言葉やメッセージを使わないようにしましょう。そのために、あなたはより細かいことにこだわるようにならざるを得なくなるでしょう。贈り物をしなければならない場合は、一人ひとりに何か違うものを探してください。必ずしも高価なものや手間がかかるものを探す必要はありません。その贈り物を選ぶとき相手のことを考えて選んだことが分かるようなものならそれでよいのです。

四、批判しない

人は一人ひとり違います。私たちは、人に会うとすぐに分析し、分類しがちです。それは動揺をさけるための防衛機能であったり、単に無意識的反応であったりします。いつも他者を批判する人には、常に優越感を感じる必要があったり、逆に不安や自尊心の欠如の問題があったりするのかもしれません。

他者を公平に判断するためには、その人の考えや思いに共感するように努め、普通では得られないたくさんの情報をあらかじめ集めておかなければなりません。いずれにしても、黙っているほうが賢明でしょう。沈黙は親密さの門番です。

たとえ相手が自分と違っていても、ものの見方が自分に合わなくても、ありのままを受け入れることです。現実を無視しなさいと言うわけではありません。品行が悪く他人に危害を及ぼすような人が存在します。そういう人には近づかない方がいいかもしれません。しかし、そうでなければ、こちらの基準に合わない人がいることを認め、多様性に開かれた豊かな心を持つのは健全なことです。異質なものすべてに対して、自分自身を閉じてしまうことは避けなければなりません。もしある程度の教育レベル、社会的、文化的レベルの人しか受け入れないとしたら、あるサッカーチームのファンや特定の職業や商売の人とだけ親しくなるとしたら、もしある地域、国、大陸から来た人を拒絶するとしたら、世界や環境を理解する能力は確実に低下し、この世界を豊かで多様なものにしている多くの微妙な差異を見落とすことになるでしょう。特定の社会集団や人のカテゴリーを一般化し拒絶してはいけません。誰もが貢献できるものを持っています。

私の診療所では、心が動揺するようなことに出会うこともあります。敗北した人生の話や深い傷に苦しむ人の話を聞くようになって十年以上がたちますが、いまだにある人たちの話を聞くと頭が真っ白になることもあります。

私たち医師は、逆転移と呼ばれるもの、つまり患者と一緒に感じることを大切にする、患者の話を聞いて自分の中に生まれる一連の感情、思考、態度を大切にするよう努めます。ある種の人の生き様や人柄や行動に接して、反射的に拒絶感が生じることは避けられません。それは、彼らのトラウマや苦しみの伝え方のせいか、あるいは彼らの話がこちらの心の傷に触れるせいか、あるいは単に彼らの行動の仕方が私の倫理観に反するからかもしれません。

時には裁かずにはいられない

数年前に私の外来で診ていた、非常に愛妻家の、心配性でとても敏感な患者さんのことを思い出します。彼は会社で情報部門に勤務していて、奥さんはジャーナリストでした。妻は世界のあちこちに飛び回り、豊かな交友関係や社交関係があったので、浮気しているのではといつも心配していました。彼女は浮気を一切否定しましたが、それでも彼は疑いが晴れずとても苦しんでいました。

三、四回のセッションの後、奥さんに外来に来るよう頼みました。彼女は中に入ってくると、冷たい挨拶をし、席に座るなり言いました。

「あなたには守秘義務があるので、夫には何も言えないわね。もちろん浮気はしているわよ。付き合っている時からずっと。彼には絶対にバレません。他に何かある。」

背筋がゾクッとしました。診察ではいつも和やかな雰囲気作りを心がけています。でも、その時はできませんでした。そのような取り付く島もない無慈悲な告白を前にして、私は硬直してしまいました。彼女は言葉をついで、浮気をして二重生活をするアドレナリンを楽しんでいる、昔からずっとこうしてきたので変えるつもりはないと言い放ちました。

　彼女の生い立ちをざっと聞いた後、私はなぜ彼女が夫の気持ちを弄んでいるのかを、丁寧にしかしはっきりと説明しました。彼女は気にしませんでした。入って来たときと同様に、冷たく、今回は挨拶もなく出ていきました。それからしばらく夫の診察をしましたが、引っ越して行ってしまい、その後はコンタクトを失いました。この二人に良い未来があったとは思えません。

五、こちらの基準、信念、価値観を押しつけない

あなたの子供、従業員、または友人の模範となるように努めてください。押し付けようとすると拒絶されます。今日の研究では、権柄ずくで要求の厳しい親の場合、子どもは突っ張った、反抗的で、天邪鬼になることがわかっています。何かを制限することは必要で、またこちらの考えや信念に一定の尊重を払うことを要求するのは大切ですが、攻撃的になるべきではありません。社会は教師だけではなく、リーダーをも必要としています。リーダーとは、生き方の模範になる人で、ぶれることがなく、堅実な価値観をもち、古くささを臭わせず、この人は本物で一貫しているということがわかる人生のお手本です。

誰かに影響を与えたいのであれば、また自分の理想を発信したいのであれば、良いお手本になることを学びましょう。

自分の考えを押し付けることと、自分の考えを尊重してもらうことは別のことです。真のリーダーはみな、人間的に尊敬できる人です。今日、多くの国の政治で、本当のリーダーではないリーダーの話を耳にします。メディアではそう呼ばれていますが、私生活を見ると、多くの場合、それはすべて良いイメージを作るために、アドバイザーによって演出された見せかけ、外見、行動に過ぎません。メディアに現れる姿と現実の姿はまったく異なっています。良い人物というものは本物です。本物であるとは、理論と実践の間に健全な関係があるということです。人は何を言うかではなく、何をするかです。行動は語ります。人のなしたこと自体が語るのです。

六、驚きましょう。また共通の興味を活用しましょう。

友情や良好な関係は、共通の趣味や価値観があるときに生まれます。それらを探しましょう。とても引っ込み思案な人であっても、あなたと結びつけるものがないことはまれです。子供の小児科医から保険の外交員、家の修理に来てくれる大工さんまで。表面的な話題だけでなく、本質的なことについての話しに時間を費やすとき、自分の人生で思いもよらなかった一歩を踏み出していることに気づき驚くでしょう。あなたはもっと深いところを見、心は人間関係の表面（利害や見返りを得るなど）ではなく、その人たちの内面に入るのです。そうすれば、あなたはより誠実に人と接するようになり、あなたの内面は加速度的に成長していくでしょう。

カンボジアの売春の斡旋屋

カンボジアに来た時、自分が意図したように売春宿に入って少女たちを治療したり助けたりすることが難しいことに気がつきました。斡旋屋が、彼女たちに近づけないよう何だかんだと邪魔をするのです。いろんな要求をしてきました。実際に宿に入って、少女たちと話すためには、斡旋屋が敵対的な行動をしないことが必要でした。

彼らと何か共有できるものが必要でしたが、それを見つけるのは簡単ではありません。ただこれまでの人生で、ほとんど拒絶されたことのないものを知っています。それはスグス（注。キャンディの名前）です。あなたは笑うかもしれませんが、私の外来では毎日一瓶が消えます。患者さんは子供や孫のためと言いますが、本当は自分のためです。青のスグスは特に人気があります。青のスグスを注文しましたが、今のところ手に入っていません。

カンボジアに来たとき、一〇キロのスグスを持っていました。二週間で無くなってしまいましたが、完璧な模倣品を見つけました。二人の看護師を従えた私は、売春宿のドアの前で斡旋屋に真顔でクメール語で話しました。

〝Nek chom ñam skor krob te.〟教わったところによれば、「キャンディほしい？」という意味だそうです。

ノーと言った人はこれまでに一人もいません。目の前にいるこの男は、嫌らしい目つきと凶悪な顔をして最悪の印象を与えていましたが、ニコニコしながら首を縦に振りました。その小さな、最小限の心遣いによって、宿に入る可能性が生まれたのです。面白い話ですが、私が滞在の最後の数週間、女の子たちは私のことをマダム・ボンボン（キャンディ奥さん）と呼んでくれ、私の心をとても温かくしてくれました。

七、微笑み、一緒に笑う

人と容易につながる方法が見つからない場合は、ユーモアのセンスを使いましょう。微笑みかけられて、微笑みを返さない人はほとんどいません。笑いは人と人を結びつける最も手近な方法であり、同時に血中のエンドルフィンを増加させる最も効果的な方法の一つです。スタンフォード大学のアリス・アイゼン氏は、笑顔、笑い、ユーモアなどの周囲に伝染する感情が認知スキルや社会的行動をどのように向上させるかについて重要な研究を行い、創造力、組織力、企画力、問題解決力を向上させることを発見しました。それは、笑いがこれらの機能を担う前頭前皮質の血流を活性化させるからです。ドイツのボンで行われた別の興味深い研究では、明るく楽しい人は仕事の生産性や効率を向上させることが観察されています。

> 笑いと微笑みは、血流を化学的に変化させる能力を持っており、そのためいくつかの病気や感染症から守ってくれます。

八、歌いましょう。でもグループで

グループで歌うことは精神衛生上有益です。数ヶ月前、人前で歌うことが精神衛生上どのような影響を与えるかについての研究が『メディカル・ヒューマニティーズ』という雑誌に掲載されました。イギリスのイースト・アングリア大学の著者たちは、「シング・ユア・ハート・アウト（心を込めて大声で歌う）」と呼ばれるプロジェクトに参加しています。それは精神的に不安定な人たちのグループと普通の人々の両方を対象にした歌の集まりで毎週開催されています。約一二〇人がこの活動に参加し、そのうち八〇人がメンタルヘルスの施設に通っていました。二つのグループは半年間で何度も検査を受けました。観察結果によると、歌うことと人と交わることが幸福感、社会的スキルの向上、集団への帰属意識を向上させる目立った効果があることが示されました。ここでは、ロバート・ウォルディンガー氏の研究で述べられていることがよくわかります。

不思議なことは、一人で歌うことは常に人に力を与えるのに―風呂場で歌ったことのない人はいますか！―、人前で歌うことはある人たちにはそれ以上のとてもポジティブな効果があるということです。

参加者がこのプロジェクトを「ライフセーバー（救命道具）」と呼んでいたということを読

んで、なるほどと合点がいきました。

若き指揮者で、「ア・キス・フォー・オール・ザ・ワールド」の創始者であるイニゴ・ピルファノ氏のことが思い浮かびます。彼は自分が立ち上げたＮＧＯとともに、刑務所、病院、難民キャンプ、貧民街といった困難な場所を訪れ、シラーの「喜びの歌」に触発されたベートーヴェンの交響曲第九を指揮しています。

同じ空間の中で一つになった人々は、泣き、感動し、心を揺さぶられます。喜びは伝染し、気高い感情が次から次へと湧き上がるからです。南米のある病院の入院患者たちは、人生で最も忘れられない経験の一つであったと述懐しています。その素晴らしい音楽に耳を傾けながら、拍子に合わせて動いたり、ある者は手をつないだりしているうちに、彼らの中で何かすばらしいことが起こるのです。

九、できるなら人助けをしましょう

人のために何かをする機会を逃さないようにしましょう。それは、恩をほどこすことでも、人に何を与えたか、どのように人の手助けをしたかの記録を作成することでもありません。手の届く範囲で人を助けることができることほど、大きな幸福感を生むものはほとんどありません。世間知らずのお人好しになってはいけませんが、見返りを求めず与えることです。さらに、それは他の人との架け橋になることを意味します。人生は巡り巡って、あなたを驚かせる出来事が生まれるかもしれません。

一〇、他の人に弱さを見せたり、助けを頼んだりすることを恐れてはいけない

人間関係において、いつも強い絆を作ろうとするには及びません。時には、困っているときに助けてくれる友人が欲しいだけということもあります。困ったときは謙虚になりましょう。弱いと思われることを恐れないように。困難な状況では、あなたを裁かずに助けてくれる適切な人を探してください。

お金を頼む

数ヶ月前、ある患者さんが「妻と別れたばかりです」と言いました。三人の子供がいます。奥さんとの生活はのっぴきならない状況が続き、毎日のように口論になり、最終的には離婚を選んだといいます。テンションが低く、やや落ち込んでいて、元気がありません。職場では人事調整をしていますが、給料を下げられました。給料は妻に渡すべき子供の養育費には足りていません。

アパートを二回引っ越しし、送金できないことで元妻に心配をかけないように、今は学生数人とアパートをシェアしています。子供たちと会う日は、住んでいる場所を見られないように家で会うことを避けているので、ますます暗くなっています。自分が父親失格であると感じ、おやつを食べにどこか連れて行くお金もありません。彼の子供へのプレゼントは簡単なもので、しばしばインターネットで手に入れた中古品です。

ある日、彼の父親が私と話すために外来に来ました。息子に元気がないのを見て心配していました。話を伺っているうちに、彼が息子の経済状況を把握していないか、知らされていないと感じました。彼は言いました。

「あの子は一人っ子だし、私にできることは何でもしてあげたい。妻も私も十分貯金をしているので、息子の役に立てると思います。」

数日後、例の患者が来ましたので、父親と話した内容を伝えると、私に言いました。

「お願いするのが苦手なんです。お金を頼むのは辛いのです。」

極端に困難な状況に直面している今、父親をおいてあなたを助けられる人はいないと説明しました。そして、適度に身内に頼るべきときがありますと付け加えました。助けを頼むことが一つの治療法になる可能性があるのですが、その患者の場合、気分や子供との関係を改善する決定的な良薬となりました。

十一、他人についてよく言い、批判しない

私は強く主張します。良いことについて積極的に話し、悪いことについては中立を保とう、と。会話の輪の中で批判や否定的なコメントが出てこないよう、真剣に心がけなければなりません。

友人同士の食事会や会合で、他人の批判や否定的な会話が始まったとき、誰かがそれを止めてくれるなら、どれほどありがたいことでしょうか。他の人の悪口を言うことは、私たち

の体を有毒な感情状態 ―コルチゾール（※2） でいっぱいになる― に導き入れます。私たちはその危険性を知っています。

他人の悪口を言うことは、世界中どこでも行われているスポーツのようになっていて、私たちはそれが生活の一部になっていることに慣れきっています。もしあなたが信頼されたいなら、善人と評価されたいなら、人々があなたに友情を求め、あなた自身やあなたの仕事を信じてほしいなら、口を慎みましょう。人間というものは、たとえ悪い行いや態度があったとしても、なにがしかの良いものを持っているものです。何も良い面が見つからないなら、黙っていましょう。答えがなさそうなテーマを議論して、居心地の悪い雰囲気を作らないようにしましょう。そのような場合は、問題そのものよりも、問題から抜け出す、あるいは落としどころを見つけることに重点を置くことです。あなたの言葉で人を傷つけるより、その人との付き合い方を学ぶ方が良いです ―ときには距離を置くのが良いかも知れません― 。誰の悪口も言わないことは、大きな平和を生み出します。それは私たちの振る舞いを落ちつかせる鎮静剤のようなものです。

十二、物語を語る

人は物語が好きです。語り方を工夫し、少しの想像やトリックを混ぜることで、話がその

※2　このホルモンについては次の章で話します

場の雰囲気を和やかにすることがあります。例えば、講演会や会議、あるいは役員会でさえも、その場で何かの物語を語ることによって参加者の心を満足させることができます。

人間は常に物語を求めてきたし、今も求めていますし、これからもそうでしょう。マジシャンを考えてください。観客と心を交わせるため、まず語ることから入るでしょう。それがなければトリックは味気ないものになってしまいます。私の尊敬する友人のマジシャンは、そのマジックだけでなく、展開される語りによって観客を魅了します。

科学的に証明されていることですが、物語を聞くことで脳は共感性と社交性を促進する化学物質であるオキシトシンを放出します。共感力を増すためには、ミラーニューロンが働きます。それは他人の行動や感情を理解するのを助けてくれる特殊な細胞です。ジャコモ・リッツォラッティによって発見されたもので、この発見は神経科学界で非常に重要な進歩でした。

コンクリートの壁

数年前のことです。ある病院の緩和ケア病棟で二人の患者が相部屋になっていました。窓側に寝ていたルイスは、毎日ひんぱんにダニエルに話しかけていました。外の様子を細かく伝えるのです。とりわけ、窓から見える、病院の近くに住んでいた家族の母親が庭で子供たちと一緒に遊んでいる様子を生き生きと語るルイスの話にダニエルは引

> き込まれました。
> ルイスは化学療法の影響による重い引きずるような声で、気取ることなく面白く話しました。ダニエルの人生の最後の数ヶ月間はルームメイトのおかげで楽しい時間となりました。部屋に友達も家族もいない一人きりの日に、ルイスは彼にこう話しかけるのです。
> 「見ていることを話そうか。」
> ダニエルは目を輝かせます。そして、何時間も続く物語が始まるのです。数カ月後ルイスは亡くなり、そのベッドには他の患者が入って来ました。
> ダニエルは、あの物語の続きが聞けると考えてワクワクし、新しいルームメイトに庭の子供たちについて語ってくれるよう頼みました。しかし、返ってきた答えに呆然となりました。
> 「ここには庭なんてないよ。ただセメントの壁があるだけだ。」
> ルイスは想像力を駆使して物語を作って、ダニエルを楽しませていたのでした。

ルイスは共感力によって、仲間の立場に身を置くことができたのです。そして、ダニエルに楽しい時間を提供し、病気を耐えやすくしてあげたのでした。

十三、愛でも戦争でも（また友情でも）、大切なのは戦略

すでにナポレオンが言っていました。恐れずに鉛筆と紙を取りなさいと。四色ボールペン

とマーカーとホワイトボードも。書いたり、消したり、矢印を引いたり。要するに計画を立てましょう。そうすると、思いもよらなかったところで結びついている人がいたり、あるいはあなたに役立つ過去の経験を見つけたりしてびっくりするでしょう。難しい問題に取り組まなければならないときは、読んだり、情報を得たり、助言を求めたりしてください。アサーション力（注。率直に自己表現を行うためのコミュニケーション能力）や社会性を高める方法はたくさんあります。それらのための本やチュートリアル（個別指導）があります。繰り返し実践を心がけ、ユーモアと善意を持って努力するなら上達します。

十四、礼儀を失わない

　ありがとう、すみません、お願いします、という人の心に響く言葉があります。私たちは、何でも当たり前のことと思ってしまっています。この本では、言葉が心を動かす力を持つことについて、少しくどくお話ししたいと思います。心の中の思考でも、周りの人との会話でも、私たちが使う言葉は必ず影響を残します。

十五、受けるためには、まずあなたが与える必要があります

　こちらから僅かなことも提供せずに、何もかももらえると期待してはなりません。簡単に得られる結果は人を欺きます。人生のどんな分野でも、安定した永続的な関係を数分で達成することは至難の業であると心得るべきです。粘り強くコツコツと努力を続け、自分自身を

犠牲にすることが必要です。

もしその努力が実を結び、あなたが人々から評価され、頼りにされ、彼らにとって大切な人になれば、その人たちが本当にあなたを求めていること、良い時も悪い時もあなたを必要としていることを知って驚くでしょう。彼らはあなたという存在をしっかり意識するようになります。このことは彼らの友人や家族との関係において、また職場でも役立ちます。あなたの会話、あり方、能力の幾ばくでも彼らの印象に残るようにしなさい。目的が何であれ、常に、隣人の長所を評価しそれを伸ばすよう努めましょう。「ビタミン剤のような人」、つまり周囲を元気にする人、逆境の時にも明るく楽観的な人になるように努めてください。

目標によい目的をもたせましょう。目的にプラスの価値があれば、プラスのものを引き寄せます。人と接するときに棘を持っているなら、ネガティブなものを生んでしまいます。

忘れないでください。苦々しい人たちは一緒になって周囲に苦々しい雰囲気を振りまきます。そのような人は、かつてのヨーロッパの精神医学では、神経症的、苦々しい、恨み深い、傷ついていると表現されていました。前述したように、楽観主義は現実を観察する独特の鋭い仕方です。よく観察できるということは、知り愛することができるということです。

十六、優しくなるよう努めましょう。優しさは、想像以上に重要です

私は近所の果物屋で果物を買っています。特に安いわけではありませんが、店主のハビが客の一人ひとりを気にかけてくれるのです。私たちの名前を知っていて、細やかな心遣いで

接してくれますし、私が行くたびに子供に果物をくれます。彼が数ヶ月間店を閉めていた時、皆が彼の不在に気づきました。戻ってきた時、腰が痛くて休養していたと言い、服用していた薬のことを話してくれました。強い薬で痛みが消えるわけではないものの、働くことはできるようになったそうです。痛みが続いているのに、以前と同様の気配りをしてくれるのには感動します。まるで人生で最も重要なことであるかのように、果物や野菜についてのアドバイスをしてくれるのです。

こういう人だと、一緒に暮らすのが楽しくなります。なんでも迅速さが要求され、デジタルのやり取りに忙しく時間の不足が支配する社会では、優しさはもう過去の遺物であると思われているかも知れません。静かに考えたり、骨を折ったり、ゆっくりと挨拶を交わしたり、互いに近況を尋ね合ったりすることが難しくなっています。スペイン王立アカデミー辞典によれば、優しい人とは「愛されるに値する、愛想がいい、面倒見の良い、暖かい心の」人です。これを読むと、「これは私には無理だ！」とため息をつく人もいるでしょう。

優しさが遺伝子に組み込まれているのではと思われ、ほとんど努力なしに自然と優しく人と接する人がいます。優しくするということは、相手を尊重して、思いやりや共感を伝えるということです。人は幼い頃から「優しさの遺伝子」を持っていることを忘れないようにしましょう。この優しさという能力は、私たちに重要な影響を与えます。例えば、ストレスや逆境、危険な状況に直面したとき、この能力を持っていれば、自分の生存や幸福だけを求めるのではなく、他の人の世話をしたり助けたりすることができるようになります。一つのデータですが、脳梗塞にかかった人でも、周りに愛や優しさを感じる人は、孤独な人よりも痛みを感じにくくなっています。

親切にすることは、人間関係を改善する以外にも多くの利点があります。本書で深く扱う生化学の話に戻りましょう。優しさはエンドルフィンを生成し、それによってストレスと不安のホルモンであるコルチゾールが下がり、愛情と信頼のホルモンであるオキシトシンが増加します。そのため、高血圧や循環器系の問題が改善され、痛みが緩和します。これらの効果は、精神的安定と幸福感をもたらします。優しい人を見ることで（なんと映画でも）、私たちの気分は改善し、生理的なレベルで重要な効果が得られます。

もちろん、各自の性格を考えながらです。優しさ、思いやり、親しさが苦手な人なら、少しずつ練習していけばいいのです。偽善に陥らないようにしなければなりません。偽善や芝居をしていると思われるほど、拒絶反応を生むものはありませんから。また、優しさと無邪気さやお人好しと混同してはいけません。拒絶や攻撃に直面したとき、その人から離れ、距離をおいて見て、受けたダメージを認識する必要があります。

スサナのケース

スサナはバレンシアのいとこの薬局で働いています。大学では光学を学び、ホルへと結婚しています。彼は兄弟たちと共同で車のディーラーの仕事をしています。二人には一歳と五歳の子供がいます。

スサナは私の外来を受診して、夫が家を出て行ったことを伝えました。「私の結婚生活はとてもうまくいっていました。ほとんど口論はしなかったし、こんなことが起こるなんてさっぱり理解できない」と言って、打ちひしがれていました。彼女が言うには、特別なことは何も起こっていなかったのに、ホルヘはある日、これ以上耐えられない、家を出ると言って出て行ったとのことです。二人の関係は良好で、多くの人が羨むような結婚生活を送っていたと主張しました。愛人がいるのでしょうかと聞くと、おそらくそうでしょうが、彼は否定していたとのことでした。スサナの性格や経歴を紐解いていくと、優しくて親しみやすく、誰とでも仲良くなれる心の広い女性ということが分かりました。いつも周りに気を使っています。

彼女の父親は衝動的で性格の強い男でしたが、彼女は父親との付き合いの呼吸を飲み込んでいて、家族が破綻するのではと思われるようなことが起こっても、状況を改善することができました。ここ数年のホルヘとの結婚生活のことを話してくれましたが、話すうちに彼女は夫の側にひどい侮辱、不条理な要求、多くの悪癖などが多々あったことに気がつきました。例えば、週末になると家の中をきれいにするよう頼み、窓や床を何度も掃除するようにスサナに怒鳴っていたそうです。彼女はいつもの優しさで、彼が喜ぶように服従しました。気づかぬうちに夫婦の関係は独裁に変わっていました。妻が一方的に夫の人生を楽しいものにする役目を担う独裁です。スサナはそのことを次のように説明してくれました。
「私はあまり深く考えずに、周りの人といつも優しく、仲良く、愛情を持って接してきました。それが良い人間関係の秘訣だと思っているからです。」

確かにスサナの言う通りです。しかし、優しさにも限度があることを知らなければ、自分を利用したり操ったりする人の犠牲になってしまうこともあります。そんな人格者を利用する人たちがいるのです。

【世界が必要とするのは・・オキシトシンです】

このホルモンは、出産・授乳に大きな役割を果たしています。赤ちゃんの分娩を担当するホルモンであり、産褥期の乳汁の上昇を担当するホルモンでもあります。このホルモンが、信頼と共感という情緒生活における二つの主要な現象の根底にあることが分かっています。そのため、社会的な関係性や他者との関わり方において重要な働きをします。

このオキシトシンは、人に親切にしようとしたり、肯定的に話そうと努めたりすると活性化されます。それは、体に素晴らしい効果を及ぼします。具体的には、不安感を減少させ、心臓を保護し、コレステロールを低下させることが知られています。

【誰かといることは楽しい。オキシトシンとドーパミン】

よい友達や好きな人といることで楽しい気分になるときに分泌されるホルモンがあります。それは前述したオキシトシンと快楽ホルモンのドーパミンです。オキシトシンのスプレーや吸入薬を自閉症の人に投与する研究が行われていますが、最初の治験ではあまりよい結論は出ませんでした。

オキシトシンは、ビジネス界や経済界にも重要な問題になりえます。チューリッヒ大学実証経済研究所のエルンスト・フェール所長は、『ネイチャー』誌や『ニューロン』誌に掲載された論文の中で、オキシトシンがお金や資産、貯蓄を他人に託す能力を高めることを実証しました。オキシトシンを投与された参加者は、プラセボ（偽薬）を投与された参加者よりもお金を預けやすいことが観察されました。前者の四五％が多額のお金を投資することに同意したのに対して、後者は二一％に留まりました。

オキシトシン濃度が高くなると、愛情や共感、情熱などの感情が強くなります。ホルモン値が高いときには、憤慨や怒りの気持ちが早く静まることが観察されています。オキシトシンが上昇すると、恐怖を司る脳の扁桃体が不活発になり、不安、苦痛、強迫観念、ネガティブな思考の強度が低下します。

これらのことを知った上で、試みに優しくなるよう努力してみてください。次の数週間に、苦手な誰かを選んで、より楽しい関係を結ぶよう努めてください。一日に何時間も一緒にいる人を探して、より仲良くなるようにしましょう。微笑んで、心の中であまり裁かないようにするのです。本気になれば脳や感情やそれに影響を与える化学物質を変えることができると意識して、もっと愛して、もっと周りの人を思いやるよう努めてください。

あなたの人生は、何を受け取るかではなく、何を与えるかで測られます。私は患者さんによく聞きます。

「人のために何をしていますか。」

あなたの家族から友人や同僚、さらには近所の人まで、人との関係にもっと注意を払いましょう。人に投資しましょう。思いやりをもって心から人に尽くせば、思ったほど疲れません。「必要なことは何でもします」という口先だけの言葉ではなく、そばから付き添って本当の助けを提供してください。孤独や孤立を生みがちな社会の中で、自分自身から抜け出るよう努めましょう。

理想と信念への愛

思想は所有物。信念は人の一部。　オルテガ・イ・ガセット

自分の理想を大切にしていたからこそ、最悪の状況を生き抜いてきた人たちがいます。国民への愛のためにロベン島で二七年の収監生活を過ごしたネルソン・マンデラから、信仰を守るためにロンドン塔に幽閉され断頭台の露と消えたトマス・モアまで。あるいは、アウシュ

ビッツ強制収容所で、ある父親の身代わりに自らの命を差し出したマキシミリアノ・コルベ。さらに、第二次世界大戦中のフィンランドの兵士たちは、ソ連の侵攻に際し祖国への愛のために、戦場で零下二〇度以下の過酷な状況に耐えました。誰にでも理想はありますが、その思いが強ければ強いほど苦しむ時の堅固な支えになります。

ヴィクトル・フランクルは様々なことを教えてくれます。第二次世界大戦中「集団の精神病理学」を肌で体験し、深く分析しました。彼の一つの主張はこうです。人間からはすべてのものを奪うことができるが、最終的な選択をする自由、つまり各自がどう生きるかの選択の自由は奪うことはできない。最終的選択には記憶、価値観、理想が絡んできます。これらをもって、どんな状況にあっても、人は自分の人生の目的地を決めることができます。奪われることのできないこの内なる自由によって、いかなる状況の中でも、人生に意味を見出すことができるのです。第二次世界大戦中の強制収容所の中でさえ、その内なる自由を手放さないことによって、非人間的行為の中で人間としての尊厳を守ることができた人たちがいました。

ヴィクトル・フランクルは、希望と情熱という精神的態度の裏に生化学的な要素が働いていることを知りませんでしたが、人が記憶や理想をしっかりと保持しているなら、あらゆる肉体的、心理的トラウマを生き抜く能力を持っていることを観察しました。理想を持ち、窮地に追い込まれた時に元気を回復させるような楽しい思い出を持っていることは、将来遭遇するかも知れない困難に立ち向かうための強力なサポートとなり得ます。

言うまでもなく、過激な理想には注意しなければなりません。過激思想は、目標を達成するためならどんな考えや行動をも正当化します。その思想によると、自分の目的を達成するためには、道徳を無視した本当の蛮行も含めて、すべてが正当化されるのです。価値観が人生の羅針盤となって、私たちの行動を導いてくれるのは人間らしいことです。しかし、たとえ目的が正当であれ、それに向かう道で他の人を犠牲にするならば、過激思想に堕します。過激思想の持ち主は、他人の信念を理解し尊重することができないだけでなく、目的達成に役立つなら、他人の権利を侵害することも正当化するようになります。

アインシュタインは言いました。「評判よりも良心の方を気にしてください。良心とはあなたそのものであり、評判とは他人が考えているあなたのことです。」

思い出への愛

人生のある瞬間の思い出が長年の苦しみを十二分に消し去ることがあります。

ヴォルテール

ある楽しい思い出が心の痛みを和らげてくれると言ったら、あなたは意外に思いますか。ヴィクトル・フランクルの話を続けましょう。彼がアウシュビッツで目にとめたのは、体調に関係なく到着後数日以内に死亡した人もいれば、早く死んだ人たちよりも強いとは思えないのに、長く耐えた人もいるという事実でした。こうして、自らの強制収容所体験によって、すでに戦前から研究していたロゴセラピーという新しい理論を確認したのです。つまり、人生に意味がある人たちは、アウシュビッツの苦しみに耐えられたということです。

それを現代の生活にあてはめたら、どうなるでしょうか。

目的や目標、人生の意味をもつ人は、より幸せになります。

毎朝起きあがることに何の意味も見いだせない人がどれだけいることでしょうか。

もし、愛する人や特別な瞬間や生きる歓びについて、いつも考え、思いをはせることができるなら、明るく幸せになるでしょう。ただし、それはいつも自然にそうなるわけではなく、努力が必要です。それらのことが、私たちの元気の素となるためには、私たちの内部を見つめ、人生について考え、特別な人や瞬間、あるいは希望を見つけることができなければなりません。あきらめてしまう人、内面に目を向けない人、ただ毎日の生活に流されていくだけの人がなんとたくさんいることでしょう。

これは重要なテーマです。楽しい場面を思い出すことは、脳に強いインパクトを与えます。脳は、過去の特別な瞬間を思い出すと、かつてそれが起こったときと同じ物質を分泌し、同じ脳領域を活性化する能力を持っています。この発見は神経科学の世界における本当の革命の始まりだと私は思います。

ハーバード大学教授、循環器科医のヘルベルト・ベンソン博士は、東洋哲学に触発されてリラクゼーションや瞑想を深く研究したパイオニアの一人です。博士は心と体の研究の先駆者で、その研究を行動医学と名づけました。その目的は、不安やストレスの有害な影響に対して瞑想やある種の精神的態度が癒やしの効果を発揮することを証明することでした。この考えは、宗教と医療、信仰と科学の架け橋となり、東洋と西洋、心と体を結びつけました。博士は、この考えに「記憶された幸福」という名前をつけました。過去の楽しい、嬉しい、感動的な出来事を思い出すことで、私たちの体は抗うつ剤の生化学物質を分泌するのです。

　夫婦間に問題があると訴える人には、いつも聞いています。

「どのように知り合ったの。ご主人はどうやってあなたを射止めたの。」

　機嫌が悪く、緊張が蓄積されていても、過去の幸せな出来事を思い出すことで、少なくとも瞬間的に、話し手の感情の調子を変えることができます。ですから、多くのリラクゼーションやストレスやトラウマの治療には、私たちが心の中の「安全な場所」と呼ぶものがあります。ある感覚や記憶やイメージを呼び起こすだけで、平和な気持ちになれるのです。

　ベンソン博士は、頭痛や腰痛がある人はプラセボ（偽薬）で改善しうると主張します。理由ですか。薬を飲んだ後の満足感を思い出してください。だからこそ、プラセボには魔法のような効果があるのです。それは誰もが知っているものです。

利根川 進 ― 快適な記憶の科学的な力 ―

日本の分子生物学者である利根川進は、抗体の多様性を生み出す遺伝的メカニズムを発見し、免疫学研究の新機軸を打ち出したことで、一九八七年にノーベル医学賞を受賞しました。一九九〇年に、研究分野の重点を記憶の形成と回復の分子基盤を深めることに変えました。二年後、彼はCaMKII（カルシウムカルモジュリン依存性タンパク質キナーゼ）と名付けた酵素を発見しました。この酵素は細胞間のシグナル伝達に関与し、学習や記憶のプロセスの基本的な媒介となります。この酵素の調節不良がアルツハイマー病と関係しています。二〇一七年に雑誌『ネイチャー』に掲載されたＭＩＴの利根川氏らの研究では、過去の出来事を思い出すことが、報酬系ホルモンの動きを整え、モチベーションを活性化させるため、気分にプラスの影響を与えるのではないかと仮説を立てています。

過去のポジティブな経験を思い出すことは、うつ病やその他の変質した気分への強力な解毒剤となります。驚かない人もいるかもしれませんが、心強いことはこの常識的な発言には神経科学的な根拠が検証されていることです。このプロセスには、脳のいくつかの領域が関与しています。第一の記憶領域である海馬、恐怖を管理し強い感情を伴った経験を記憶する扁桃体、そして報酬システムに関わる側坐核です。

思い出には治癒能力があり、その力は実際の体験よりも大きいことがあります。

第三章　コルチゾール

頭で考えていることは私たちを動かします。例えば、映画館や劇場で誰かが「火事だ！」と叫ぶのを想像してみてください。

すぐに警戒し、不安にかられて走り出し、最寄りの出口を探すでしょう。その時、体の中では何が起きているのでしょうか。脳の扁桃体はびっくりして視床下部に信号を送り、それが他の脳領域を活性化させます。ホルモンや神経を介した体の反射的な反応が始まります。そのときには、大抵の場合、頭はまだ危険に気づいていないのです。誰もが一度は経験したことがあると思いますが、脈は速まり、汗が出て、体温が上昇します。この情報は、視床から大脳皮質に至り、認知され、恐怖で金縛りにならない限り、この脅威にどのように対応するかが決定されます。

そして、腎臓の上にある副腎は、視床下部からの信号を受けて、アドレナリンやコルチゾールなどの一連のホルモンを分泌します。

人生の同伴者を知ろう

コルチゾールと呼ばれるホルモンは人生の同伴者と言えます。このホルモンの働きを知ることはよく生きるために極めて大切です。これからの数ページを読めば、あなたに起こっていることがなぜ起こるのかを知り、人生の中で時折起こる異常な状況の裏に何があるかを心得、また周りの多くの人の行動を理解することができます。特にこの章に注目してください。

コルチゾール自体は悪いものではありません。体に有害となるのは過剰な時です。

映画館に戻りましょう。コルチゾールの分泌がなければ、おそらく席に座ったままで煙と炎の光景を楽しむことでしょう。コルチゾールは生存に欠かせないものです。

想像を続けましょう。頻脈、過呼吸、苦悶感で立ち上がり、最寄りの出口を探そうとします。周りの人の怯えた顔が見えます。頭が混乱しています。ようやく汗だくになってなんとか通路に出ますが、体の震えが止まりません。そのとき、あろうことか、アラームの修理中に間違って鳴らしてしまったので心配いりません、という放送がありました。そして扉が開き、十分後には観客全員が席に戻ります。観客全員が以前の場所に戻ったのは確かですが、しかし誰も生理的・精神的に警報が鳴る前と同じ状態に戻っていません。

なぜでしょうか。これは、私たちが経験したコルチゾールのピークが完全に消えて、正常なレベルに戻るまでには数時間かかるからです。運転中に次のようなことを経験したことがありませんか。ある人が無謀な横断をしました。ぶつからなかったし、何事もなかったのに、体はその脅威を感じ続け、動揺が収まりません。何も起きていないのにです。あなたの体が警告信号を出しているのです。

それでは、コルチゾールはどういう働きをするのでしょう

▼コルチゾールは体内の多くのシステムに強い影響を与えます。コルチゾールが上昇すると、危機から素早く逃げるための体勢ができます。血液は腸から筋肉に流れ、危険を避け、身を守る動きを強化するのです。そのため、苦しいときには食欲が無くなります。知覚された脅威を識別しようとして、感覚が研ぎ澄まされます（つま先まで神経が奮い立つのです）。あなたの筋肉は、危険を回避するため、あるいは危険と戦うために必要な神経系と生化学系の信号を受けとります。コルチゾールは、酸素とブドウ糖と脂肪酸が筋肉の機能を発揮させるのを助けます。心拍数が加速されると、心臓のポンプが速くなり、血液や栄養分が筋肉に運ばれやすくなり、目の前の脅威に対応できるようになります。

▼一方、コルチゾールには、インスリンの分泌を抑制し、ブドウ糖やタンパク質を血中に放出させる作用があります。そのため、コルチゾールの調整がうまくいかないと、遠からず糖尿病が発症する恐れがあります。

▼このホルモンは、体液の浸透圧や水・電解質の調整に役立っています。血圧をコントロールする上で重要な役割を果たし、骨（コルチゾールは骨粗鬆症の発症を促進）、さらには

筋肉（攣縮、引きつり、けいれん）にまで関与しています。

➤コルチゾールは、第一に炎症を抑制して免疫系に大きな影響を与えます。いくつかの重大な病気の発症を理解するために欠かせないので、後でより詳しく説明します。ストレスに直面すると、生物はエネルギー資源を消費します。免疫システムには多くのエネルギーが必要です。そのため、病気になるとだるくなります。エネルギーの大部分が防衛システムに流れ、消費されるからです。

➤最後に、コルチゾールはいくつかの内分泌システムにも影響します。

○生殖器系：ストレスや苦しみは、女性の正常な周期や妊娠する能力を変調させます。

○成長を阻害します。

○甲状腺：機能亢進症と低下症、その他の甲状腺疾患。

これに加えて、体の成長に関わる要因があります。差し迫った脅威に直面すると、体はできるだけ多くのエネルギーを必要とします。そのため、成長に関するものを含めて、緊急性のないすべての活動を麻痺させ、停止させます。人体では、毎日何百万個もの細胞が死にます。そのため、人間は日々細胞を再生させる必要があるのですが、ストレスによってその成長が阻害されると、交換できなかった細胞を失い、体は病気になってしまうのです。

トラウマになった現場に戻るとどうなるのか

再び映画館に戻りましょう。しばらくしてから、あなたは同じ場所に戻ってきました。席に座っていると、突然、なぜだかわからないけれども、不安になります。立ち上がって非常ドアを探し、その近くに席を変えます。あなたは、前回の苦悩を追体験しているのです。

今あなたの体は、そのアラームが「本当に」鳴ったときと同じ量のコルチゾールを生成しています。

> あなたの頭と体は、現実に起こっていることと想像していることを区別しません。

それゆえ、思考は私たちの心のバランスを大きく変えてしまいます。頭が心配事を考えているとき、その考えはその心配事が本当に起こったときと同様の影響を及ぼします。つらいことを想像すると、体内で同じ警戒システムが作動します。そして、その脅威に対処するために必要なコルチゾールが放出されます。

常に心配し続けたらどうなるのか

現実であれ想像上であれ、心配事や危険を長期間感じ続けた場合、コルチゾールの値は正常の一・五倍まで上昇します。体は現実の危険や脅威に対してのみ反応するのではないということは、ストレスを理解するための基本的な知識です。仕事や財産を失うかもしれないという不安、あるいは名誉、友情、社会や特定のグループ内での地位を失う不安によっても、体は同じように反応するのです。

コルチゾールは周期的なホルモンで、夜の間、そのレベルは低く、朝の八時のピークに至り、その後徐々に減少します。コルチゾールの放出には、通常光のリズムに沿ったパターンがあります。コルチゾールは起床時に多く放出されて、午前中の活動に役立ち、一日かけて減少し、日暮れ時にわずかに増加します。

コルチゾールが慢性的に上昇すると、毒物のように振る舞います。

ストレスは、体の炎症反応に関わる主要な要素です。ストレスは、内分泌、免疫、神経の三つの系を介して、炎症プロセスに関与するシステムの機能に大きな変化をもたらします。

▼内分泌系では、コルチゾールとノルアドレナリンの放出が起こります。血液中のコルチゾールによって「酪酊状態」になると、炎症反応がおかしくなります。

▼免疫系も炎症反応と密接に関係します。コルチゾール受容体を細胞膜上に持つ免疫細胞は、過敏になり、炎症をコントロールできなくなります。

▼神経系は、脅威や危険に反応して、体を調整する役割を担っています。脳は、内分泌系（コルチゾール）の助けを得て、末梢神経系（交感神経は重要な機能を持っています）を介して、体に警戒させます。これらの信号によって、危険に対応するよう体が変化します。ストレスが慢性化すると、適応や反応のメカニズムが飽和状態になり、神経の閉塞

が起こり、さまざまな病気につながることがあります。

> そのため、慢性的にストレスを感じている人には、主に二つの問題が起こります。体の成長と再生の阻害と、免疫系の働きの阻害です。

神経系を理解する

自律神経系は、不随意機能を制御する一連の神経細胞で構成されています。このシステムは、交感神経系と副交感神経系からなり、前者は活動に、後者は休息に関連しているという点でまったく対局に位置する二つのシステムです。

交感神経系

交感神経系は、生存本能や警戒時に活性化される行動に関係しています。それは心臓の収縮力を増し、毛細血管を収縮させ、発汗を促します。随意筋収縮を促進し、気管支を拡張させて急速な酸素化を促進し、内臓から筋肉や心臓への血液供給を促して、血管の収縮を促進します。周囲をよりよく見るために瞳孔を広げ、アドレナリンとコルチゾール放出のため副腎を刺激します。これらは、不安を感じたり、安全を脅かされたりするような新しい状況で、緊張を維持するのに役立ちます。逃げなければならない時は、血液は消化器系ではなく四肢の筋肉に流れる必要があります。降りかかる脅威から安全になってから、ゆっくり消化にかかろうというわけです。

未知のもの、自分ではコントロールできないもの、不慣れなものに直面して起こるストレス反応には、交感神経が鍵を握っています。しかし、このシステムが常に活性化していると、副交感神経が担っている組織の再生を妨げられ、健康を害することになります。

副交感神経系

消化器系・泌尿器系のぜん動・分泌機能の活性化を優先します。大小便排出のため括約筋を弛緩させ、気管支の収縮および呼吸器の分泌を引き起こします。血管を拡張して内臓への血液供給を再分配し、性的興奮を促します。また、心臓の収縮の頻度や強さを減少させます。一般的に副交感神経は、細胞や組織のケアに関係しており、細胞や組織の劣化を予防したり弱めたりすることで、私たちがより良い状態で長生きできるようにしています。

「毒性コルチゾール」から派生する症状

現代の生活は、以前よりも「炎症的」になっています。慢性的なストレスは、免疫細胞のコルチゾールに対する感受性を低下させます。つまり、体の防衛システムが不活性化し、本当の脅威を撃退することができなくなるのです。炎症の調節能力にブレーキをかけてしまうので、体が危険から身を守られなくなってしまいます。実際に、脅威や恐怖、緊張状況のあとでは、組織に深刻な害を及ぼす可能性があるプロスタグランジン、ロイコトリエン、サイトカインなどの物質が活性化されます。そのため、このような状況では感染症にかかりやすくなります。誰でも、休暇が始まって数日後に体調を崩した経験はあるでしょう。私たちの体は弱り、風邪、尿路感染症、胃腸炎などの症状が出てきます。

このコルチゾールと免疫系の変化は遺伝子にまで及んでいます。「毒性コルチゾール」が遺伝子までも変化させることがわかっています。骨髄から出てくる「新しい」細胞は、最初からコルチゾールに反応しないものとなるでしょう。これは現代の多くの病気や不調の原因になり得ます。私達は今、まさに実験段階のさなかにいると言えます。

脅威を感じていると思うだけで、炎症性サイトカイン、体内のさまざまな細胞に非常に有害なタンパク質の生産を増加させます。これによって、私たちの免疫細胞が減少し、感染しやすくなります。

その正反対のことですが、他人からの脅威に身構える代わりに、他人に理解されたと感じ、協力し合うようになると、副交感神経の一部である迷走神経が活性化し、リラックスして、炎症が抑制されます。

ストレスや様々な問題、恐怖や緊張により、コルチゾール値が高い状態が長く続くとどうなるのでしょうか。常にストレスを抱えている人、神経をピリピリさせている人、あるいは恐怖に震えている人は、細胞の劣化が進み早く老化します。今日、多くの病気は、これらの感情を抱えて生活する慢性的なストレスの時期の後に悪化し表面化することが分かっています。

これまで説明してきたように、コルチゾールは、恐怖、脅威、悲しみ、欲求不満のような状況で上昇します。私たちがコルチゾールの中毒状態になっているとき、心身に良い影響を与えるセロトニンやドーパミンの代わりに、このホルモンが血液中に溢れ出ているのです。

この症状は、身体、心理、行動の三つのレベルで生じます。

身体

いくつか挙げてみます。脱毛、眼瞼痙攣、手足の発汗過多、皮膚の乾燥、のどの閉塞感、胸の締め付け感、息苦しさ、頻脈、四肢の知覚異常、しびれ、胃腸の不調、過敏性大腸、筋肉痛、甲状腺疾患、片頭痛、チック、関節炎、線維筋痛症。女性の場合、月経周期が変化することはとても頻繁に見られます。

なぜ全身が痛むのか

ぶつけたり、怪我をしたり、転んだり、それは普通の生活の一部です。体は、炎症を含む自己治癒のメカニズムを発動して、その事態に対応します。この反応は、感染を防ぎ、細胞や組織に与えられたダメージの修復を促してくれる良いものです。私たち誰もが経験する、筋肉のこわばり（繊維の断裂を引き起こします）、慢性の痛み、体が重く感じること、締め付けやひきつけの感覚の原因は、必ずしも筋肉や関節の問題ではありません。慢性的な持続するストレス、運動不足、食生活の乱れなどが、恒常的な痛みの原因となっています。これが今日、非ステロイド性抗炎症薬であるイブプロフェンなどの抗炎症薬が乱用されている理由の一つです。

筋肉痛は、副腎皮質免疫機構による炎症のせいだけでなく、交感神経系の活性化のせいでもあり、その結果体は無意識のうちに防御体勢になります。顎関節領域の不快感が時に非常に激しくなり、顎関節症となります。これは歯を食いしばる動きが原因で発生し、歯が摩耗し、顎関節にダメージを与えます。食いしばりは特に夜間に強くなります。このような人にはマウスピースをはめて寝てもらうことが一般的です。

心　理

睡眠パターンの変化 ―睡眠については後で一章を当てています―、イライラ、悲しみ、楽しめない、無気力、無為症候群などがあります。常に緊張状態にあると、集中力や記憶力の低下などが生じます。永続的な不安はうつ病への入り口となります。うつ病の多くは、ずっと警戒しながら生活することからくるものです。

記憶力はコルチゾールに非常に敏感です。海馬は学習と記憶を司る脳の領域であり、コルチゾール値の変化によって直接影響を受けます。それなりに準備して試験に望んだのに、緊張のあまり頭が真っ白になってしまうということが、きっとあなたにもあったでしょう。勉強したのになぜ。それは簡単に説明できます。コルチゾールが急に増えて海馬をフリーズさせてしまったのです。「不合格だったらどうしよう、思い出せないのでは、きっと知らないことを聞いてくるだろう」という先読み神経によって、海馬と記憶が遮断され、最初は根拠のなかった恐れが現実になるのです。

行　動

コルチゾールが多いと孤立しがちになり、友人や家族にも会いたくなくなります。会話を始めるのがおっくうになり、いつもしている活動を回避するようになります。一方、社会的行為では表現力に乏しく、他人に心を開きたがりません。

> 生理的なストレスは悪いものではなく、毒性もありません。それは、現実のあるいは想像上の脅威に直面して体が起こす自然な反応であり、危険な時に生き延びるために必要不可欠なものであり、難局に対して可能な限り最善の方法で対応することを助けてくれます。本当に有害なことは、脅威がなくなったにもかかわらず、心と体が危険や恐怖の感覚を感じ続けるときに起こります。

頭と体は現実と虚構を区別しない

これもまた、本書の主張の一つです。脳は、現実のものと想像のものを区別する方法を知りません。私たちが意識しようがしまいが、精神状態を変えるたびに、分子のレベルでも、細胞や遺伝子のレベルでも、体に変化が生じます。同じように、私たちが肉体の何かを変えると、心と感情がそれを知覚します。私はこの章を通して、思考を意識すること、すなわち何を考えているのかに注意を払うことの重要性を主張してきました。思考は私たちの体に影響を与えます。頭脳は、日々の状況や生活に対して自分自身を適応させ、自分を作り直していくのです。

脳がストレスに苦しむのは、有害な思考に浸って生活している結果です。

頭脳は体に対して並外れた支配力を持ち、影響を与えます。そして、思考は頭脳と体に直接影響を与えます。目を閉じて、心地よい雰囲気の中で、好きな人を想像すると、オキシトシンやドーパミンが分泌されます。ひょっとすると体が喜びで震えるのを感じさえするかもしれません。恋する人は ―これについては一冊の本が必要です！― 、感情的、心理的、肉体的な押さえがたい幸福感を持っています。逆に、何か怖いこと、例えば、テストや会議、クビになりそうなこと、お金がないことなどを想像すると、自動的にストレスホルモンが分泌されます。

簡単な例を挙げてみます。目を閉じてレモンを思い浮かべてください。黄色で、楕円形の・・・。手に取ってよく触ってみてください。鼻に近づけてください。ナイフを取って切ってください。何か気づきましたか。唾液が出てきませんか。ひときれ切って口に入れ、味わい、思い切って噛んでみてください。目を開けてください。もちろんレモンはありませんが、あたかもそうであるかのようにあなたの体は反応しています。想像は、驚くほどの力を心に対して持っています。

思考はあなたの脳と体に大きな力を発揮します。ネガティブな過去の出来事や将来起こりうる心配事をたえず心に浮かべていると、脳はそこがあなたがいたいと望んでいるところ、注意を傾けているところだと理解してしまいます。すると、どうなるでしょうか。あなたの注意は、過去や未来の有毒な思考に縛られ閉じこめられてしまう、つまり、頭脳が適切に注意力を動かすことができなくなるのです。より詳しく言いますと、私たちがネガティブなこと、苦しいこと、有害なことを考えるたびに、脳は特別な神経回路を構築しそれらの考えを定着させてしまうように信号を受けるのです。頭は現実と虚構を区別しません。思考を再教育し、心を塞ぐネガティブな考えの流れを制御するための具体的な方策は後ほど見ていきましょう。

栄養、炎症、コルチゾール

私たちは自分が食たものだと言う人がいます（注。「人はその食べるところのものだ」という唯物論的人間観。フォイエルバッハの言葉）。私はどちらかというと「私たちが感じたり、考えたり、愛したりするもの」に賛成ですが、食べ物が健康に基本的な役割を持っていることは認識しています。いくつかの食品が癌などの深刻な病気と重要な関係があることが知られているように、無視すべきではありません。近年、食生活はかなり変化しています。今日、栄養学者のデータによると、私たちの体は数年前と比べて炎症性食品を三〇％以上多く摂取しているそうです。

慢性炎症のある人は、ビタミンD、E、Cとオメガ三脂肪酸が正常の量よりも低くなっています。一方、持続的な炎症は病原体の侵入を防ぐ腸管バリアを変化させ、特定の物質の侵入をより簡単に許してしまいます。これは免疫システムにダメージを与え、特定の食品を食べた後に不快感や病気を引き起こす恐れがあります。

炎症性食品は、膵臓によるインスリンの放出と大きな関係があります。疑われている食品には、アルコール（特に高用量で）、飽和脂肪酸、甘味飲料や特に加工食品に使用される精製された小麦粉があります。

炎症を引き起こすファーストフードに注意しましょう。最近発表されたハーバード大学の研究によると、白粉、飽和脂肪やトランス脂肪、清涼飲料水、赤身肉などの炎症性食品を多く含む食品を食べる女性は、うつ病のリスクが四一％高くなります。以下のような抗炎症作用のある食品を摂取する食生活に戻さなければなりません。

▼オメガ三脂肪酸（第八章で詳しく触れます）。
▼ターメリックなどの強力な抗炎症作用を持つスパイス。
▼柑橘系の果物。
▼ビタミンD。うつ病とビタミンD不足を関連付ける研究が増えています。我々精神科医

は患者のビタミンD量を重視し始めており、ビタミンD投与後に抑うつ症状が改善されることが観察されています。

➤玉ねぎ、ネギ、パセリ、月桂樹、ローズマリー。実際、いくらかの足や足首の怪我のとき、患部を月桂樹とローズマリーを混ぜた水の中に入れると炎症を抑えられる効果があります。

消化器系は炎症にどのような役割を果たしているのか

数年前に、プロバイオティクスと呼ばれる腸内フローラ（注。大腸内に生息する細菌のこと）と、それが感情や脳の状態に及ぼす直接的な関係についての研究を依頼されたことがあります。それについての論文や出版物を読んで情報を集めました。将来性のあるエキサイティングな分野であり、近年ではこの研究はとても盛んに行われています。

脳と腸の間には重要な関連があります。食道から肛門に至る消化管は、一億以上の神経細胞で覆われており、この数は脳、小脳、脳幹を合わせた中枢神経系のすべての神経細胞の数に相当します。一方、消化管の中には一〇〇兆以上の微生物がいます。栄養素や食べ物の処理に重要な役割を果たし、多くの分子を腸内に放出します。これらは体に広範な影響を及ぼします。

この研究はまだ途についたばかりで、多くの点でまだ初期段階にありますが、マウスを使った実験研究では、細菌叢の不足が脳を含めた体に大きな影響を与えることがわかっています。

腸内フローラの突然の変化と患者の気分や行動の同時変化との間の因果関係は、特別に注目を浴びています。

様々な理論があります。二〇一五年に発表されたケリーらの論文では、腸管透過性の欠損が気分障害に現れる炎症の原因である可能性を示唆しています。一方、微生物の中には、脳内で神経伝達物質の働きをする物質を分泌するものがあると推測されています。最後に、消化管内のこれらの微生物が産生する物質のいくつかは、免疫系や神経系に直接影響を与えるのではないかという推測もあります。

腸内フローラは、腸管透過性の調節や、うつ状態の炎症成分の調節に基本的な役割を果たしています。

セロトニンは、幸福感と快適感、食欲、性欲、心身の複数の機能を司るホルモンで、不安や抑うつ状態に関係しています。ただし、うつ病を脳のセロトニンの不足だけのせいにするのは間違いでしょう。体内のセロトニンの約九〇％は腸で、残りは脳で作られます。

プロバイオティクスと気分の関係についての研究がますます盛んになってきました。二〇一七年十二月、プロバイオティクスがどのようにして抑うつ傾向に対抗するのかという研究が『ブレイン・ビヘイビア・アンド・イミュニティ』誌に掲載されました。アールス大学の研究者たちは、プロバイオティクスは腸の健康だけでなく、気分にもよい影響があると強調しました。

数ヶ月前、ニコラ・ロピッツォが率いる研究で、アルツハイマー病と炎症や微生物叢を結びつける論文が発表されました。アルツハイマー病患者は、研究に参加した健康な被験者とは異なる腸内フローラを持っていることを観察しました。今日では、アルツハイマー病の発症と進展には炎症が重要な役割を果たしていると推測されています。この炎症は、腸内フローラの影響を受けているのではないかと考えられています。これは興味深い分野で、さらに研究を進めなさいと背中を押されているように感じます。

うつ病は脳の炎症性疾患と考えられるか

これまで見てきたことから、炎症、特に慢性炎症と病気の間には大きな関係があることがわかってきました。しかし、うつ病の場合はどうなのでしょうか。うつ病の過程で炎症はどのような役割を果たしているのでしょうか。

近年、これらの関係性を説明するために、科学界からいくつかの声が上がっていますが、私にはとても魅力的に感じる諸説です。二〇一八年二月、マイヤーのチームは、うつ病における炎症の役割を初めて科学的に証明した論文を権威ある『ランセット』誌に発表しました。彼らは、ＰＥＴ技術（注。ＰＥＴはがんや炎症など、ブドウ糖を多く取り込む組織を検出する）を用いて画像を徹底的に分析した結果、長年うつ病を患っていた人には、炎症細胞の増加を伴う、つまり過剰な免疫反応を伴う脳の変化が見られることを発見しました。

一方、多発性硬化症、メラノーマ、Ｃ型肝炎などの治療にインターフェロンα（ＩＮＦ‐α）

などの免疫調節薬を投与した後、これらの人たちの多くがうつ症状を呈していることが観察されています。

暴力、トラウマ、重い傷、いじめの被害にあった子どもたちはどうなのでしょうか。

最近の研究（Cattaneo, 2015）では、小児期のストレス ―いじめ、両親との離別、身体的または心理的虐待― は、子どもたちを気分障害に陥りやすくし、脆弱性を高め、成人期にはうつ病にさえなりかねない炎症過程を引き起こすことが示唆されています。現在では、これは血液検査によって「測定」できます。うつ病の診断と治療における主な問題点の一つは、より個別的かつ特化した指標がないことです。この点で最も信頼性の高い指標の一つは、血液中のＣ反応性蛋白です。

> 血中のＣ反応性蛋白（ＣＲＰ）の上昇は、エネルギー不足、睡眠不足、食欲不振と関連しています。

既存の抗うつ薬に反応しない患者には、代わりの治療を検討するのが妥当です。一つの解決策として、ＩＬ-6、ＴＮＦ-α、ＣＲＰなどの炎症性マーカーのレベルを測定することが考えられます。うつ病の診断や経過観察において、信頼性の高い指標となり得ることが知られています。うつ病の人は、他の人よりもＣＲＰがほぼ五〇％多くなっています。

> 持続的な軽度の慢性炎症は、うつ病や精神病が悪化する危険性に大きな役割を果たしています。

二〇一六年一〇月、ケンブリッジ大学精神医学科のゴーラン・カンダカーの論文が『モレキュラー・サイキアトリー』誌に掲載されました。うつ病に対する抗炎症薬の効果についての研究でした。自己免疫性炎症疾患の治療には抗サイトカイン薬が使われていました。結果を集計して副作用を分析したところ、驚いたことに、抑うつ症状の改善が見られました。

薬物治療は完璧からは程遠いです。市販の抗うつ薬には患者の三分の一が反応しません。この真空状態の中で、多くのうつ病に苦しむ人々にとって、炎症は本質的要素のようです。もしかすると、そう遠くない将来、抗炎症薬（※1）と従来のうつ病治療が困難な患者との関連づけが可能になるかもしれません。そのときには、我々は、自己免疫疾患で使用されるものに似た生物学的抗炎症剤、抗サイトカインモノクローナル抗体に注目することになるでしょう。

> 従来の抗うつ薬に反応しない患者の約三分の一には明らかな炎症所見があります。

まとめ

✓うつ病は、活性化された免疫系（サイトカインなどが原因）に伴う慢性的な軽度炎症と密接に関係しています。

➤うつ病は、炎症性疾患、循環器疾患、がん性疾患でしばしば発症します。

➤一部の免疫調節薬を投与すると、うつ病の症状が出ます。

➤糖尿病の人は、うつ病になる確率が二倍になります。

➤今日では、ストレス、喫煙、消化器疾患、ビタミンD欠乏は炎症反応を伴うことがわかっています。炎症はうつ病の発症を促進するだけでなく、その反応や寛解（注。症状が落ち着いて安定した状態のこと）の鍵となる因子です。

➤うつ病には必ず炎症が伴います。病気の指標としてだけでなく、治療の反応としても考慮しなければなりません。治療中の炎症レベルを監視して、治療に対する抵抗や反応の可能性を観察することが有用であると考えられます。

➤炎症の研究は、従来の治療が困難なうつ病の治療に新たな可能性を開きます。

➤炎症は、共存する器質的障害（心血管疾患―うつ病、慢性不安― 内分泌疾患など）を理解し、関連付ける鍵となります。

➤私たちは病気になると、うまく機能していないことを体に警告するサイトカインなどの物質を生成します。うつ病ではサイトカイン値が大幅に上昇します。躁鬱症のような他の精神疾患では、寛解の段階でサイトカインレベルが安定することがわかっています。

※1　これらはイブプロフェンのように私たちが知っている抗炎症薬ではありませんが、似たようなものです。うつ病の炎症過程の生化学的標的を見つけることに焦点を当てています。

第四章　過去でもなく、未来でもなく

過去の傷を乗り越え、未来を見据えて

精神科医である私はよく幸せを次のように定義します。過去の傷を乗り越え、未来に希望をもって、今を健やかに生きられること、と。うつ病やノイローゼ、怨恨に支配された人は、過去に囚われて生きています。不安障害の人は、将来を憂いて生きています。うつ病と不安障害は二一世紀の二大疾患です。

> 私たちが心配していることの九〇％は、決して起こることはありません。にもかかわらず、体と心はそれらが現実であるかのように感じます。

私たちは、起こらないかもしれないことを心配して生きています。合格しなかったらどう

しよう。クビになったらどうしよう。大学に受からなかったらどうしよう。このプロジェクトをうまく遂行できなかったらどうしよう。奨学金をもらえなかったらどうしよう。離婚したらどうしよう。子供に何かあったらどうしよう。自分が病気になったらどうしよう。両親が病気になったらどうしよう。その絶え間ない「もし・・・になったら」は、心身に非常に強い影響を与えます。あなたが行動したり、感じたり、反応したりできるのは、今この瞬間しかないことを忘れないでください。あなたが責任をもつべきは、この瞬間のあなたの行動、今日、今のあなたの能力なのです。

> 誰かに何を悩んでいるのかと尋ねると、過去や未来のことを答えてくれます。私たちは現在を生きることを忘れてしまっているのです。

過去に囚われて生きる

過去は貴重な情報源ですが、あなたの未来を決定することはできません。過去に囚われたままで、過ぎ去ったことを何度も何度も思い返すことは、物憂さ、不満、罪悪感、悲しみ、恨みなどの感情からうつ病に至るまでの逆効果をもたらす危険があります。

それらにはいずれも今を楽しむことを妨げるという共通点があります。過去に囚われてしまうことで、私たちは人生の前進を阻まれてしまいます。

罪悪感

罪悪感ほど有害で破壊的な感情はほとんどありません。それは、自分は正しく行動していない、あるいは期待に応えていないと考え、他人や自分自身を失望させていると感じることから生まれます。

罪悪感には、さまざまな原因があります。自他からの高すぎる要求、両親の教育、課されるタブー、学校、同僚との関係、幼少期から思春期にかけて受けた誤った性についての考え、宗教についての間違った、あるいは極端な解釈。実際に、罪悪感には種々の側面があります。

▼それはあなたの中から生じることがあります。この場合、いつも失敗の思い出と失望が湧き出てきます。あなたの視線は、自分自身、自分の限界や間違いに向けられます。自分自身を軽蔑し、ひどく厳しい目で見るため、前進し、ポジティブな見方ができません。

▼外部から生じることもあります。周囲の人が以下のような考えをあなたに言ったり、「非難のまなざし」を向けたりするときです。幼少期には「そんな恥ずかしいことをして」「そんなことをしたらお父さんが悲しむわよ」など。大人になってからは、「君は経済学を勉強するべきだった」「あの人と結婚しなければよかったのに」「あの業界に入るべきではなかった」など。

気をつけましょう。内側の声も外側の声も、心と体に同じ悪影響を及ぼすことがあります。

罪悪感は人の心を沈み込ませ、進歩させません。罪悪感によって、重症の気分障害になることがあります。外来では、罪悪感にさいなまれ、非常に神経質で抑うつ的な性格の人がよく来られます。罪悪感が真実に根ざしているなら―時には私たちは深刻な間違いを犯しますので―、その間違った過去を、改善し、学び、克服するためのよい刺激にしましょう。

カタリナのケース

カタリナは三一歳で結婚しました。長年多国籍企業で勤務してきて、スペインとヨーロッパのあちこちを旅していました。仕事を楽しんでいて、母性本能を感じたことはありませんでした。

三三歳で初めての子を産みました。出産後、産休中に息子のエドゥアルドに大きな愛着を感じるようになりました。彼女自身驚いたことに、赤ちゃんのこと、母乳育児のこと、母性のことを際限なく読んでいるのです。より多くの情報を得ようと思い、いくつかのウェブサイトに登録しました。他のママたちと一緒に産後のグループに参加したり、息子をマッサージに連れて行ったり、小さなエドゥアルドの日々の変化や成長について他の女性たちと話したりしていました。

　四ヶ月が過ぎ、仕事に復帰する日がやってきました。もともとプロ意識の高い人でしたが、復帰の数日前から苦痛を感じ始めていました。職場に復帰しても自宅への思いを切ることができないため、スマホを使って、一日中赤ちゃんの様子を確認していたそうです。

　家を出ようとすると、息子を置いて行くことへの「ひどい罪悪感」が湧き上がってきました。その思いは心配と煩悶になり、落ち着いて仕事ができなくなりました。彼女の心の中には罪悪感が渦巻き、ただただ家に帰って、息子を抱きしめて、息子と一緒にいたいと願うばかりとなりました。病的な母子関係になっていることに気付き、数ヶ月後、不安のため休暇を申請しました。

　初めて外来で彼女を見た時、この人は罪悪感からくる不安な抑うつ状態になっていると分かりました。彼女はそのような母性本能 ―極めて自然なことなのですが、長年の間に押さえつけられていた― を感じるようになるとは思ってもみませんでした。今では、仕事をしようとするたびに、無数の有毒な思考が彼女の頭の中に流れ込み、子供を捨てたと自分を責めていました。

　私たちは、手始めに彼女の語る苦痛がどれほどのものかを正確に見ようと試みました。他方、彼女の内面、閉塞感、そして罪悪感に由来する不安を細かく見ていこうとしました。そうしていくうちに、彼女が育った家では、両親は別居し、父親は遠くに住んでおり、母親は働き詰めで、母親と親密な関係を持ったことがないことが分かりました。彼女は言いました。

「母は私たちを近所の人の家に預けて一日外で仕事をしていました。そこで私は宿題をしたり他の子供と遊んだりしていました。母がキスをしてくれたり、愛していると言ったりしたことはほとんどありませんでした。彼女はとても冷たく、あまりにも実務的で、私が間違ったことをすると、容赦なく叱りました」

彼女が自分の中で抑制されていた母親への愛着の感情に気がつくようになるまで、治療は数ヶ月間続きました。母親を理解し、幼少期の状況を理解し、ありのままの母親を愛することを学びました。今では勤務時間を短縮して働き、第二子を心待ちにしています。

どうやって罪悪感を払拭するのか

➤一日の間に、あなたを悩ます主な非難の声に注意しメモしてください。あなたの人生で最もつらい出来事は何だったかを調べてください。いくつかの点について、あまりにも厳しく自分を責めていることを正直に認めてください。

➤あなたが今まで犯し、忘れることの出来ない間違いや罪、失敗のリストを作成してみましょう。誇張することなしに、厳しすぎず甘すぎず、その中間で。〇点から五点で評価してください。そのメモのおかげで、罪悪感の感じ方を適切な強さに収めることができると気づくでしょう。

▼あなたを悩ませている過去の出来事を、まるで電車の窓から見る過ぎ去っていく景色のように観察してください。それらの過去の出来事はもはやあなたの人生に影響を与えることがないと悟ってください。罪悪感は何の役にも立たず、人の成長を妨げます。痛みや苦悩や絶望を取り去りません。建設的ではありません。前進を阻む有害な感情に過ぎないそれらの感情を処分し、破壊しなければなりません。

▼罪悪感に囚われて生きることで、今私が失っているものは何かという思い切った質問でもって、今の自分に立ち戻りましょう。今まで感じることができなかった良いことがあなたの周りで確かに起こっていることに気づき、驚くでしょう。

▼自分を愛することを学びましょう。人生でうまくやっていくために一番必要なのは、自分とうまくやっていくことです。罪悪感に囚われる人は、自分の強みや才能をはっきり見ることができません。自分の限界や欠陥のせいで、いつもどうせまた失敗すると思っているのです（この認識は歪んでいます）。

▼被害者意識に気をつけましょう。罪悪感は滑りやすい坂道のようなもので、しばしば被害者意識や神経症的見方によって有害な行動の穴に滑り落ち、あなたの人生観や他人との関わり方を屈折させます。

▼自分の中に喜ばしいものを探しましょう。それらはちゃんとあるのに、しばしばあなたの気分や過去に縛られているために見ることができないのです。確かにあなたの中には、前向きに成長するためのバネとなり得る資質があるはずです。それが他人を不快にさせるものであったとしてもです。そうです、ここにあなたの最大の課題があります。つまり、他人の意見や判断から自由になることです。

▼あなたのよいところに注目してください。罪悪感は価値観全体をゆがめてしまいます。何を信じているのか、なぜ信じるのかがわからなくなるのです。あなたを支配しているものは何でしょうか。外から押し付けられたものや、今までずっと背負い続けてきた過度に重い要求が原因で自分を追い込んでいないかを考えてみてください。

うつ病

うつ病は現代の病気です。うつ病は臨床の現場には多様なタイプのものが出てくるので、様々な種類のうつ病があると言う方が本当は正しいのです。うつ病は現代社会で最も患者数の多い病気の一つです。スペインでは約二五〇万人の患者がいます。

それは病気であり、したがって病因、症状、予後、治療があり、時には予防が可能な場合もあります。内因性うつと外因性うつの二種類があります。それらが混ざりあった中間のものもあります。一方で、反応性うつ病というものがあります。それは生活の中で起こった出来事に反応して起こります。

今日では、数年前に考えられていた以上に、すべてが絡み合っていると考えられています。うつ病にはいくつかの神経系が関与しており、最も研究されているのはセロトニン、ドーパミン、ノルアドレナリンなどのモノアミン神経伝達物質です。しかし、いずれの神経系も、アルツハイマー病やパーキンソン病やその他の神経疾患のように、うつ病の症状を説明する変性や機能不全との関係を証明できていません。

今日では、感情や認知機能を司る回路の神経可塑性が関係しているとする、うつ病の神経生物学的仮説があります。それが正しいなら、送信機そのものよりも、回路の異常ということになります。

> うつ病は悲しみの病気です。以下のような無数のネガティブな症状が、悲しみに流れ込むことになります。罪悪感、落胆、アパシー、無気力、幻滅、生きる意志の欠如、無為症候群、そしてアネルギア ―何もしたくないという無気力―、自殺願望、睡眠と注意力と集中力の問題。

うつ病は、人からエネルギーを奪い去り、何もしたくない状態にします。その症状は、身体症状（頭痛、胸部圧迫感や全身至るところの不快感）、精神症状（気分の沈下が最も重要で、すべてが罪悪感の感情のために否定的になるため、しばしば将来のビジョンが欠如します）、行動に現れるもの（行動抑制、行動制止、引きこもり）、周囲の現実の認識を誤らせる認知能力に関わるもの（集中と記憶の欠落、暗い考えや思考によって現実を歪めて認識）、社会的（アサーティブと呼ばれ、社交的振る舞いがギクシャクし、人間関係とコミュニケーションが下手になる）と多彩です。うつ病の症状はいろいろな種類があることが多く、身体症状として現れることがあります。いくつかの研究に従えば、うつ病の第一の受診理由の約六〇%は、この身体症状であると思われます。

本当のうつ病を経験したことのない人は、悲しみとはどのようなものかがわかりません。うつ病の苦しみはとても深く、そこから抜け出すには自殺しかないと考えるまでに至ります。

うつ病に苦しんだ人物

ビンセント・ファン・ゴッホ。絵の天才でしたが、精神病院に入院します。彼にとっても美術史にとっても不幸なことに、病気は悪化して自殺に終わりました。赤毛で耳を切り落としたオランダ人の画家は、自分の苦しい人生を無意味だと感じており、画家としては自分は失敗作だと考えていましたし、実際、生涯に一枚しか絵を売っていません。この悲観的な考えから抜け出せず、最後はこの気分に押しつぶされ、「悲しみは永遠に続くだろう」という言葉を残して死にました。

ミケランジェロ・ブオナローティ。史上最高の彫刻家と言われる彼のうつ病は、今日で言うところの「身体醜形障害」、つまり身体の醜い部分への強迫観念に由来します。ミケランジェロは外見に問題がありました。見栄えが良くなかった上に、数多い嫉妬深い敵の一人である気性の激しい彫刻家ピエトロ・トリジャーノに襲われ、鼻を潰されたのです。この男はミケランジェロの熱烈なファンであるロレンツォ・デ・メディチの宮廷での同僚でした。ある日、妬みにかられて、ミケランジェロに殴りかかり鼻を折ってしまいました。このことがミケランジェロのトラウマとなり、長年人との交際を避けていました。ただ、親友の詩人ポリツィアーノが、その時期に彼につき添い支えてくれました。

アーネスト・ヘミングウェイ。晩年、重いうつ病を患い、深い悲しみと失望に苦しみました。うつ病を治そうとして、数回の電気ショックを受けましたが、その当時、電気ショックは未発達な原始的治療法で、むしろ患者に重篤な弊害を与えていました。アーネストは記憶を失い、認知がひどく蝕まれました。一九五四年にそのキャリア全体を評価されてノーベル賞を受賞しましたが、その際、こうコメントしています。

「最高のレベルで書くことは、孤独な人生につながります。作家団体は作家の寂しさを慰めてくれますが、それによって作家がよい文章を書けるとは思いません。」

彼の父親は一九二八年に自殺していました。そのことを知った彼は言いました。

「きっと私も同じ仕方で死ぬだろう。」

数年後の一九六一年、彼は予言を成就させました。

子供のうつ病は、おかしな行動や症状として現れます。十歳から十二歳の子供はまだ十分な感情表現の語彙を持っておらず、自分の感情を言葉で表現できません。ですから、子供のうつ病を発見するためには、行動の変化を注意深く観察して、正しく解釈しなければなりません。遊ばなくなる、無口になる、自分の殻に閉じこもる、よく泣く、集中力がない、学業不振に陥る、などの症状です。子どもがふらふらし、失望し、性格が変わり、元気をなくしたなら、親はその心の中に飛び込む必要があります。

幸いなことに、今日あらゆるレベルでうつ病の治療に顕著な改善が見られるようになりました（※1）。確かに、思うように速く進歩しないのは事実です。誰でも「一生薬を飲み続けている」という人を知っているか、聞いたことがあるでしょう。しかし、症状を早めに抑え、自分に合った治療法を見つけることで、治る可能性が高まります。うつ病の多くは、恒常的な不安に由来します。そのことは後述します。したがって、気分の状態、ストレスと情動の管理、人格的背景を考慮に入れた治療が必要となります。

治療の一例

私の外来では、よく図を使って仕事をします。患者さんの人となりをざっと図式化するのです。何が起こっていて、どのように対処したら良いのかが見てわかるように、性格やストレス管理、精神的な症状について書き加えていきます。一例を紹介しましょう。

※1　Adiós, depresión, E. Rojas, Temas de Hoy, 2006.

アレハンドラのケース

アレハンドラは、うつ病、パニック発作、再発性片頭痛のために外来に来ています。五年間薬物治療を受桁中で、改善が見られた期間は数週間しかありません。彼女の性格を詳しく分析すると、回避的な性格の特徴を持つ女性　―極端な恥ずかしがり屋―　ということが分かりました。物事を考えすぎる傾向があり、とても過敏です。彼女にとってストレスになることを調べました。それは、対人関係、人前で仕事をすること、複雑な関係にある元夫と会うこと、そして常に月末に直面する経済的問題です。

このケースでは、治療は単に悲しみやパニック発作のための薬を処方して終わりではなく、回避的な性格という原因を分析し、ストレス　―彼女にとって人と働くことや社会的な行動は緊張する要素です―　と、不安症状に対処し　―正しい知識とリラックス法を使って―　、その後でうつ病に当たります。必要があれば薬を処方しますが、必ずしも必要とはなりません。

私の経験では、この形式で診察すると、患者は自分に何が起こっているのかをはるかによく理解し、彼らの内部の働きがどのように機能しているかを、ならびに投与された薬の狙いを正確に知ることができます。

ゆるし

ゆるしとは、愛の行為であり、他者や人生に対する高貴な行為です。ゆるしとは、害を受けた後に善を与えることです。それは自己を捧げる特別な形であり、人間性を高めます。私は能天気な人間ではなく、特定の行動をゆるすことの難しさを知らないわけではありません。些細なことで傷ついた後にゆるすのと、重大で深い傷を負った後にゆるすのは同じではありません。軽蔑、不当な攻撃、屈辱、裏切り、夫婦間の不倫、または執拗な批判は、克服することは不可能ではないにしても、非常に困難なレベルの苦しみを生み出す可能性があります。

カンボジアでは、私の人生の中で最も恐ろしく、ぞっとする話を聞きました。聞いた話ををノートに書き留めていましたが、ある時それを読み返していると涙が出てきました。過酷な人生にあえいでいる売春婦となった少女たちを助けたいと思っていましたが、どのように彼女たちをその苦しみから抜け出させることができる

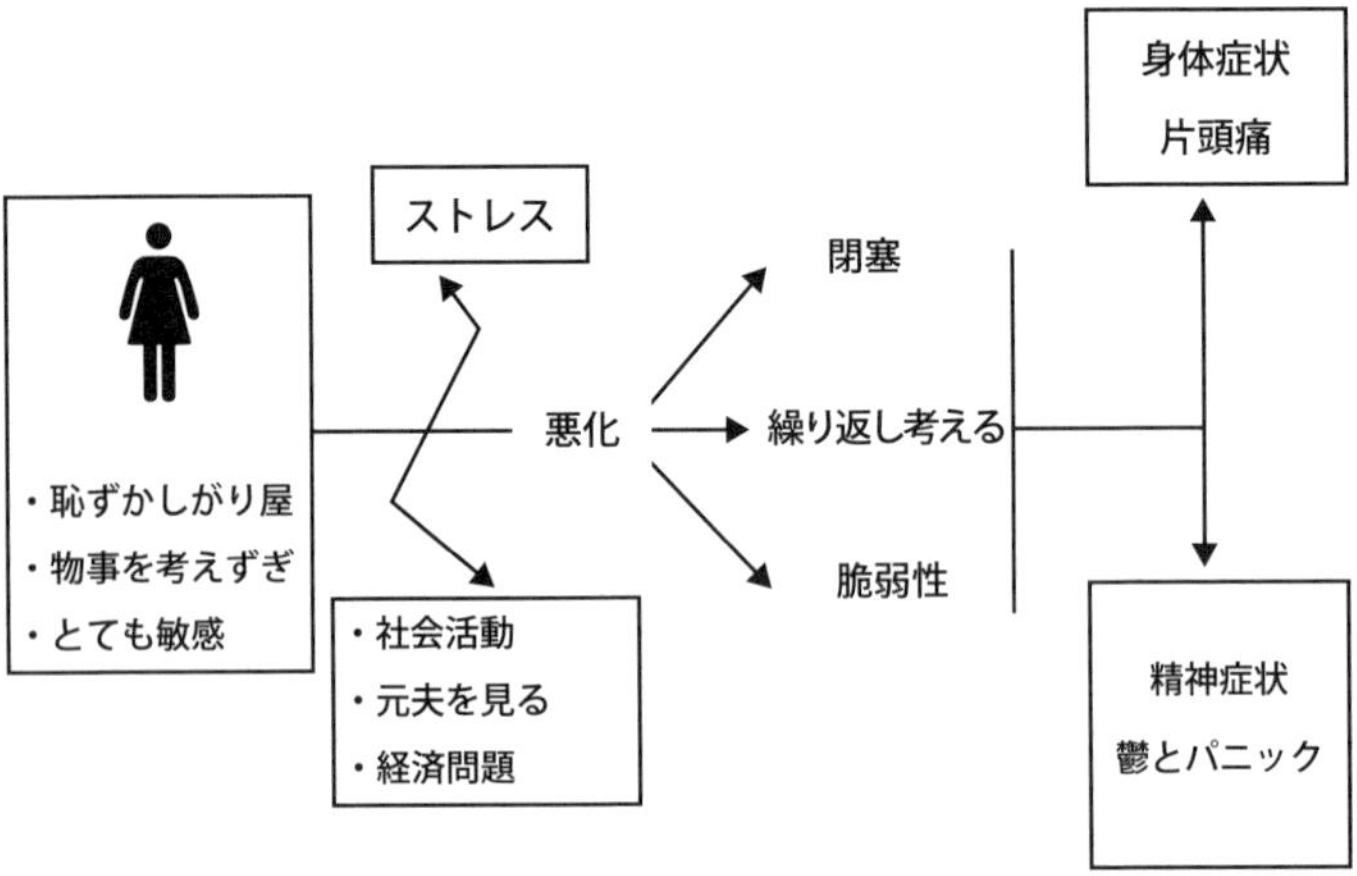

のかがわかりませんでした。精神科医や心理士というものは、苦しむ人、傷ついた人、出口が見つからずに身動きがとれなくなっている人を助けことができると思っていました。しかし、カンボジアではどこから治療したら良いのか、全く見当がつきませんでした。

ある日、私はメイと出会いました。彼女は私に一つの解決策を与えてくれました。

メイに初めて会ったのは暑くてうっとうしい八月のある日でした。ソマリー（※2）から、カンボジアの山の中にある、非常に若い女の子のためのセンターのことを聞いていました。そのセンターに着いた時に私が見たものは網膜に焼きつきました。女の子たちは、差別しないように花柄のハワイアンタイプのシャツとズボンという、同じような格好をしていました。ソマリーは部屋の真ん中に座ってその子たちの方に近づきました。すると、みんなのお母さんがやってきたというように、子どもたちは走って来て抱きつきました。何人かの子どもたちの表情には深い悲しみがあり、痛々しく残酷な過去に沈んだ目をしていました。一番幼い五、六歳の子は、彼女の周りをはね回り踊り始めました。他の子たちは、隅に座ってじっとしていました。ソマリーは、優しい声で、子どもたちの言葉であるクメール語で物語を語り始めました。少しずつ隅にいた子どもたちも彼女の周りに近寄り座りました。表情が変わり、緊張や冷たさが和らぎました。

その様子を見ていた私に、利発そうな顔の女の子が微笑みを浮かべ近づいてきました。私

※2　ソマリー・マムは、私がカンボジアで一緒に働いたカンボジア人の活動家です。第五章では、私が彼女を知るようになった経緯を書いています。

は初歩的でも簡単な会話を始めるには十分なクメール語で自己紹介をしました。それはメイという名の一三歳の女の子で、センターに入って数ヶ月しか経っていませんでした。私の不自由な言葉を聞いてとても可笑しそうに微笑み、いくつかの言葉を英語で言いました。私のクメール語よりも、彼女の英語でコミュニケーションをとった方が楽なのは明らかでした。簡単な会話の後、私は彼女に幸せかどうかを尋ねました。彼女はきっぱりと言いました。

「そう、今は。将来ジャーナリストになって、お母さんたちが子どもに読み聞かせる話を書きたいと思っています。テーマは、親がいかに子供を愛し、世話をするか、売春に売らないか、ということ。」

メイは恐れることなく、まばたきもせずに、売春という言葉を口にしました。冷や汗が背中に流れました。数秒の沈黙の後、私は気を取り直して尋ねました。

「あなたを売ったの。」

「そう、おばあちゃんが。信じられないけど。」

沈黙・・・。彼女は視線を上げ、続けました。

「私には親がいません。私の記憶は、一緒に暮らしていたおばあちゃんから始まります。一年前、年寄りの外国人実業家の家に連れて行かれました。家にはたくさんの女の子がいて、料理をしたり、掃除をしたり・・・。ある日、彼は私を自分の部屋に呼び、私の服を脱がせ、私が知らなかった恐ろしいことをしたの。叫んだけど、誰も聞いてくれなかった。」

私は、恐ろしい記憶がよみがえるの見て慰めようと抱きしめました。しかし、痛みを表すことはなく、過去のこととして思い出しているようでした。こう言葉を続けました。

「これは他の日にも繰り返され、もう我慢できないところまできました。逃げようと決意して、ある夜、柵を飛び越えて出て行きました。どこに行けばいいのかわからず、帰る場所もありません。少し前に、食べ物がないときにこの近所にお米を持ってきてくれたインド人のことを思い出しました。その人は良い人でした。彼が住んでいる家に行ってみました。彼は宣教師でした。キリスト教について聞いたことがありませんでした。彼の神とその神が十字架にかかって死んだことを話してくれました。私は宗教の教育を受けていなかったのですが、彼の話に興味を持ち、『彼はどうやって乗り越えたの』と聞きました。彼は答えました。『ゆるしたんだよ。』それから毎朝近くの小さな礼拝堂に行くようになり、木の十字架の上にかかっているその人に話しかけ、苦悩や怒りから解放されるために、私がゆるすことができるよう助けてくださいとお願いしていました。ある日、床に座っているうちに、憎しみや怒りを感じなくなったことに気づきました。私はあの外国人をゆるしました。それから私の人生は変わりました。」

感動で身震いしました。その中で、それほどの残酷な苦しみから人を救う解決策が見えてきました。彼女はさらに続けました。

「宣教師は、私のために最適な場所を探していました。最終的に警察に連絡して、ここに連れて来られました。何日かしてソマリーに会いました。今は幸せです。お母さんとたくさんの姉妹がいます。このような大きな痛みを治すには、ゆるしが基本です。心の平和を得るためには、それしかありません。姉妹たち（彼女たちはお互いにそう呼び合っている）とも一緒にゆるしましょうと勧めています。彼女たちのことが大好きで、よく話を聴きます。・・・私はとても幸運です。すごく幸せです。」

私はメイと長く話しました。ゆるしの力が彼女の深い傷を癒してくれたのが印象的でした。それからの日々、私は彼女が教えてくれた「ゆるしのモデル」に従おうとしました。

私は深い印象を受け、勉強し、ゆるしについて手当たり次第読み漁りました。そして、「理解することが苦しみを緩和する」を治療のプロセスの基礎にしました。つまり、なぜある人があなたを傷つけてしまうのかのその理由（その人の生い立ち、人となり、妬み、内面の葛藤など）を理解することで、苦しみを和らげることができるということです。

メイの場合ですが、自分を売った祖母に強い怒りを感じていたはずの彼女はこう言っていました。

「極度の貧しさに絶望していた祖母は、悪意からではなく、妹たちを食べさせるために、安易な解決策を探したのです。」

もちろん悪意の人もいますが、他人を傷つける人のほとんどには理由があります。本人も気がついていないこともしばしばですが、それを探し、問うてみるならば、見方が変わって心が落ち着くことに驚くことでしょう。

人生の苦しみは本当につらく激しいものとなることがあります。その傷を克服するためには戦わなければならないのです。いつまでも憎み続けたり、受けた攻撃や屈辱を癒すことができなかったりするとき、恨みがましく、苦々しい、ヒステリックな人間となってしまいます。このような悪影響を避けるためには、トラウマの原因となった相手に言い訳をしてあげる可能性がない場合でも、「こちらが勝手に」ゆるすことが結局こちらのためになります。

悲惨な出来事とトラウマは、ある者を打ち砕き、破壊しますが、ある者には大きな愛する能力を与えて、強め、再生させます。

今問題にしているような悲惨な出来事から派生する有毒成分の一つは、怨恨です。それは有害な感情 ―そして思考― を繰り返すことです。すべての宗教や倫理体系には、基本的な軸の一つとしてゆるしがあります。仏教では深く扱っています。ブッダの教えには、人間が人をゆるすことの必要性を説いたものがあります。ユダヤ教では、ゆるしの概念は基本的なものであり、キリスト教徒が持っているものと非常によく似ています。このテーマに関して、印象的な話があります。

もし、どうやっても理解できなかったら・・・。

ジーモン・ヴィーゼンタールは、ユダヤ系オーストリア人の建築家でした。第二次世界大戦中に五つの強制収容所に収容された後、一九四四年にアメリカ軍によってマウトハウゼン収容所から解放されました。周知のように、ひとたび自由になると、世界中でヘビのように執念深くナチス狩りを始め、実に一〇〇〇人以上のナチスを法廷に引き出しました。

著書『ひまわり』と『赦しの限界』(※3)では、自己の半生について語り、ゆるすことの大きなジレンマについての考えを述べています。

その本の中で際立つ逸話（ジーモン自身に起こったことです）は以下のとおりです。強制収容所に収容されていた彼はある日、看護師から「ついて来るように」と頼まれました。連れて行かれた部屋には、カール・セイドゥルという名前の二一歳の若い親衛隊員がいました。その男は銃弾を受けて瀕死の状態で全身を包帯で巻かれ、ほとんど話すこともできませんでしたが、死ぬ前にユダヤ人と話したいから連れてきてほしいと看護師に頼んでいたのです。それから数時間、ジーモンは自己の人生について話す若者のそばにいました。若者は必要に迫られたかのように自分が何者であるか、幼少期のこと、そしてＳＳに入ってどのような残虐行為を行ったのかを話しました。彼はジーモンの手を握りしめながら、現在のウクライナのドニプロペトルボスクの家で、ユダヤ人の家族を鞭打って残忍に暴行し、焼き殺すという最悪の蛮行の一つを明かしました。カールは、一番苦しい思い出を中心に話を続けました。なかでも、窓から飛び出そうとしていたところを射殺した少年のまなざしは彼を苦しめて止まないと言いました。数時間にわたって彼が話している間、ジーモンは一言も発しませんでした。

カールは最後にこう言いました。

「私は罪悪感に苛まれてここにいます。私の人生の最期に、あなたは私とここにいます。あなたが誰かは知りません。ただユダヤ人ということだけですが、それで十分です。私が話したことは酷いことだと思います。何度も何度も、ユダヤ人にそのことを話してゆるしを請いたいと切望してきました。私が願っていることはあなたにとって耐え難いことだと分かっています。でも、あなたの答えなしに、私は安らかに死ぬことができません（※4）。

ジーモンは我慢できずにドアから出て行きました。彼は次の問題に対峙します。「私は彼をゆるすべきだったのか。悔い改めた死にゆくナチの枕元で、私の沈黙は正しかったのか、それとも間違っていたのか。これは、良心に挑みかける厳しい道徳的問題です。その核心はゆるしの問題です。忘れることはただ時間が可能にすることですが、ゆるすことは意志の行為であり、その決定を下す資格があるのは苦しんでいる人だけなのです。」

上記の状況は、ジーモンに罪悪感、ゆるす能力、悔い改めについての大きな道徳的ジレンマを引き起こしました。『赦しの限界』の後半で、五三人の思想家、知識人、政治家、ユダヤ教とキリスト教と仏教の宗教指導者、ボスニア、カンボジア、チベット、中国での大量虐殺の目撃者たちに、彼の立場ならどうしたかを聞きました。二八人がゆるせないと答え、十六人がゆるせると話し、九人が自分の意見を明らかにしませんでした。ゆるせると応えた人は、ほとんどがキリスト教徒と仏教徒でした。チベットでの悲劇を知るダライ・ラマの立場はゆるすということでしたが、同じような残虐行為が二度と起こらないように決して忘れてはならないと釘をさしました。

最終的には良心の問題なので、本書ではこのテーマで結論には至りませんが、これは宗教

※3　過酷な状況を前にした苦しみとゆるしについて深めるために、両方とも読むことをおすすめします。
※4　『ゆるしの限界』、S・ヴィーゼンタール

的にも個人的にも、異なる視点からのゆるしと和解に関する永遠のテーマです。

ゆるすということは、相手が犯したことを是認したり、受容したりすることではありません。あまりにも凶悪で非人道的な犯罪のために、そのわけの理解の仕様がなく、こちらも救われないこともあります。にもかかわらず、それが生み出す苦しみはあなたの心にとどまるに価しないので、そのような場合でさえもゆるしが必要です。解き放つことができないと、傷、毒、怨恨のせいで、あなたは憂鬱な人になってしまいます。ゆるしは、引き起こされた痛みを和らげ、恨みを回避し、ゆるさなければ閉じられてしまう被害者の未来の扉を開きます。

ゆるしはもっぱら被害者によるのであり、罪を犯した者の悔い改めによるものではありません。ゆるしは重荷を解放し、たとえ原因がひどいものであっても、また加害者が悔い改めなくても、前に進むことができるようにしてくれます。私の臨床経験では、ゆるすことができた人は必ず報われます。ゆるしは、痛みから自由になるための踏み台であり、確かなかけ橋です。ただ、時には不可能なこともあります。

ゆるしとは、過去に遡って、健康になって帰ることです。

もし私たちがゆるさなければ、もし自分を浄化することができなければ、私たちは恨み、憎しみ、復讐に凝り固まったままになってしまいます。そうなると、相手に仕返しをしたい、相手を苦しめたい、相手に悪いことが起きてほしいと思い続けます。怨んでいると、心は傷つき、突き刺されたままの状態となり、忘れたり克服したりできません。そうなると、平和とバランスを取り戻すことができなくなってしまいます。

どのようにしてゆるすのでしょうか。

➤過ぎ去ったことを受け入れる。現実を否定しない。

➤起こったことを広い視野で理解するようにしましょう。私たちが何も関わっていないことの主人公になることがしばしばあります。人生には、私たちがコントロールできない不正やいざこざがつきものです。

例えば、EMDR（Eye Movement Desensitisation and Reprocessing、眼球運動による脱感作および再処理）などの技術を使用して、心的イメージを遠ざけます。EMDRは一九八七年にフランシーヌ・シャピロによって開発されました。心理療法的なアプローチで、心的外傷後ストレス障害に取り組む際に用いられる手法です。異なる心理学的アプローチの要素を統合しています。眼球運動、音、皮膚を軽くタッピングなどによる両側刺激を用いて、片方の脳半球を一度に刺激します。多数の研究でその有効性が認められています。重度の心的外傷（死亡や暴行事件、心理的または身体的虐待）の患者や、その他の困難な出来事が何らかの理由で患者を閉塞させている場合に有効です。カンボジアではとても満足のいく結果を得ました。

➤適切な自己評価ができるよう努めます。ゆるす力、怒りや復讐への渇望や自己憐憫を乗り越えることは、内面の強さを持った人の特徴です。重大な行為に直面したときに、その行為を乗り越えてゆるすことができるならば、健全な自己評価を持った人のどっしりした自信を表しています。

➤楽観的であること。時には時間がかかることもありますが、困難を克服して成長できるということを認め、克服できると希望をもつだけで、傷を和らげるための傷薬になります。

➤罪悪感で意気消沈しないこと。自分を犠牲者に仕立てないよう注意してください。大きな災難に直面したときに、自分の殻に閉じこもって前進を試みない人がいます。自分を正当化するために、何度も何度も過去の出来事に戻ることは、人生の進みを止めて、自分を動けなくさせてしまうことになります。

➤前を見ること。

➤ゆるすべきことがあったときに、ゆるすことを学びましょう。最近自分にあったことで、自分の生活の中で、他人をゆるそうと努めるのは健全な心の訓練です。

➤相手を同情に値する存在として見ること。ヨハネ・パウロ二世は言いました。「ゆるしがなければ正義もなく、慈悲がなければゆるしもありません。」ネガティブな感情を、同情や憐れみのような建設的な感情に置き換えてみる必要があります。

同情とは何か

共感とは、他人が感じていることを感じ、他人の立場になって考えてみることです。同情とは —語源は「共に苦しむ」— 、人を高める能力です。他者が経験する苦しみを理解するだけでなく、その人の苦しみとつながり、その苦しみを乗り越えられるよう助けるために、あらゆる手段を使います。

同情の心を育てることは、頭や体、人との関係性に優れた効果をもたらします。怒りや憎しみから自分を解放し、平和とバランスをもたらす手段です。共感する能力は明らかに個人によって異なりますが、誰もが取り組むことができ、公私の人間関係で私たちの助けとなります。

今日では、人々は自分の楽しみが奪われるのではと恐れ、他者の痛みを感じることや他者の苦しみに近づくことをひどく警戒しています。その理由には次のようなものがあります。

➤私たちは自分が傷つきやすいと感じます。他人の苦しみを間近で感じることで、私たちの方が自分の人生の傷を再び開いてしまう危険があるからです。

➤助けることができなくて、役に立たない自分を見て葛藤が生じるからです。

➤あまりに強く心を揺さぶられ、「問題を持ち帰ってしまう」ことに苦しむからです。これは、セラピーでも、非常に繊細な人にも時々起こります。とても悲惨な苦しみを聞くことで、あまりにもひどく攪乱されるのです。それゆえ、自分自身を知ること、どこまで他人のために「自分を捧げる」ことができるのかを知ることが必要です。

未来を憂いながら生きる。恐怖と不安

ジョンのケース

ジョンは三五歳の男性で、二〇〇一年九月一一日にツインタワーで働いていました。あのとき第二タワーにいました。稲妻のようなスピードで階段を下り、なんとか建物の外に出て、数時間瓦礫の中にいました。恐ろしい惨劇を生き延びたことに気づいた彼は、廃墟の中に他の生存者を探しました。死を身近に感じながら、周りに転がる死体の間に生存者がいないか大声で叫んでいました。

その日に同僚が何人も亡くなりました。数ヶ月たっても、暗闇の中にいることができず、大声で叫んで目を覚ますと汗びっしょりになっているような悪夢を繰り返し見ました。何年もの間、飛行機に乗れませんでした。思考は容易に停止し、小さな音や映像、あるいはあの日の記憶によって体が緊張しました。ジョンは苦悩、トラウマ、ひどい恐怖を克服するために数年にわたるセラピーを受けねばなりませんでした。

原則から始めます。恐怖は生まれた時から私たちと共にあります。それは常に存在している現実です。恐れを感じないならば、私たちは愚かで無謀な生き物になってしまいます。こ

の感情をどのように管理するかが、人間としての成長を決定します。恐怖は、原則的には自己防衛のための主要なメカニズムですが、へたをすると私たちの大敵となり、人の認識を乱すことがあります。ティトゥス・リウィウスによれば、「恐怖は物事を常に実際よりも悪く見せようとする」のです。

恐怖心の強い人は、自分の周囲のものを敵対的なものとして認識し、またそれが自分を変え、何にでも傷つく弱い者にすると恐れます。しかし、もし価値ある挑戦をしたければ、不確実性の要素と対峙する必要があることを忘れてはいけません。なぜなら、偉大なことは必ず少しの恐怖を伴って成し遂げられるからです。

> 恐怖をなくそうとするのではなく、恐怖の存在を知り、それを正しく扱う方法を学ぶことが大切です。

恐怖は、精神のバランスを保ち、生存するための主要で根本的な感情です。無茶な旅や冒険に身を投じないために、人はある程度の恐怖心を持たなければなりません。人間は誰しも恐怖心を持っています。勇者や成功者も、です。違いは、成功した人はその扱い方を知っているという点です。

不安が定着すると、体に恐ろしい影響を与えます。不安やパニック発作を起こしたことがある人は、誰でも恐ろしい現実を経験します。心臓発作で死ぬことはないと分かってはいても、そのような考えが浮かんだとき、頭は想像と現実をはっきりと区別することができません。不安を特徴づけるものは、恐怖です。時に原因のはっきりしない漠然とした全般的な恐怖で、苦悩や情動の閉塞に陥ることもあります。

勇気とは、恐れがないことではなく、恐れがあっても力強く前進する能力のことです。

種々の感情を上手に管理することは、人間の心のバランスにとって基本となります。時に恐怖はあまりにも強烈で、理性に対しいわば「クーデター」を起こし、心のコントロールを奪い取り、行動を支配します。そのような時、恐怖に苦しむ人の脆弱性は増し、ささいな外的刺激でも過激な反応を引き起こし、化学的、生理学的に体を変化させる危険があります。私たちを思考停止にさせ、普通の生活を妨げる病的な恐怖である不安が生じるのは、そのような過程の中です。

恐怖を前にして、脳はどのように働くのでしょうか。不安に怯えている人の中では、一体何が起こっているのでしょうか。

恐怖の源は扁桃体にあります。扁桃体は小さな部分ですが、私たちの生活や行動に重要な役割を果たしています。最近の研究によると、妊娠末期以降の妊婦に扁桃体の活動が高まることが確認されています。情動の記憶を蓄える能力が高く、生じた情動に従って反応します。情動に関連する情報を処理し、脳や身体に危険、つまり何かがうまくいっていないと警告し、恐怖や不安の反応を激しくさせます。記憶と学習の座である海馬は、脅威やトラウマとなる出来事を記憶します。

私に実際に起こったこと

医学部一年生の時のことです。試験期間になると、マドリッド自治大学の図書館は夜も開いていて、勉強しやすい雰囲気があったので、多くの人が行っていました。翌日六月十三日に医学物理学の試験がありました。日付を覚えているのは、その日が私の聖人の日で、午後からお祝いしようと思っていたからです。

図書館で工学部の友人二人と勉強しました。私には理解しにくい内容を説明してもらいたいと思ったからです。夜中の一時十五分前に図書館を出て、車に乗ってマドリッドの中心部に戻りました。

よく照らされた二車線の道路を走っていました。特にスピードは出していませんでしたが、カーブで突然、対向車が向かって来ているのが目に入りました。その車が数メートル先まで迫ってきたときのヘッドライトの光が私の網膜に焼き付いています。急ハンドルを切ってかわしました。心臓がドキドキして、体が震えていました。数メートル先の路肩に車をとめて、泣き出しました。突然、私は恐ろしいドスンという大きな音を聞きました。振り返っても何も見えませんでした。

恐怖に怯えながら帰宅し、両親を起こしました。涙が止まりませんでした。生きていることを神様に感謝して祈りましたが、体の震えは止まりませんでした。心を支配し続けていたパニック感を取り除こうと、私はラジオをつけました。数分後次のニュースが耳に入ってきました。「コルメナールで事故です。無謀運転の車が二台の車と衝突し、四人が亡くなりました。」その晩の出来事は私の心に深い傷を残しました。

その晩は一睡もできませんでした。翌朝の試験は本当に最悪でした。午後は友人や家族と過ごしましたが、茫然自失の状態でした。数週間経過しても、路上での停止音や、通常よりも高いエンジン音が聞こえてくると、脈が早まり、震え、苦しくなり、あの感覚が蘇ってきました。克服するのに数ヶ月かかりました。毎週同じ道を通りました。体が硬くなって二度と車に乗れなくなったり、特定の道路を避けたりするのが嫌だったからです。今ではこの出来事は完全に克服されましたが、恐怖や不安によるフリーズを理解するのに大いに役立ちました。

この神経の回路を例示するもう一つのケース。

ブランカのケース

ある夜、ブランカは地下駐車場に車を取りに行きました。通常バスで通っているのですが、その日は出勤前に用事があり、近くの駐車場に車を停めていたからです。駐車場に着いてみると、そこは照明が暗く、無人で、警備員も管理人もいませんでした。彼女は

> いくつかの難問に対処した困難な一日を過ごし、体はくたくたになっていました。
> 　急いで現金自動支払機に向かって支払いをすると、物音が聞こえました。人相の悪い男が近づいてきました。何年か前にブラジルで仕事をしていた時、ある夜に強盗に入られたことを思い出しました。心臓はドキドキし、汗をかき始め、頭が混乱しました。早く車に入りたいと思いました。近くに人がおらず、苦悩が忍び寄ってきました。

　ブランカの心の中で何が起こっていたのでしょうか。扁桃体が彼女を警戒させていたのです。というのは、夜の駐車場は ―彼女の記憶の中で― 危険な場所であり、近寄ってくる男も危険だからです。彼女はブラジルでの嫌な経験を海馬に記憶しています。これらの「記憶された」考えに加えて、「もうここには駐車しない」、「二度と夜間には車を取りにいかない」、「どうしても車を取りに行かなければならないなら、誰かと一緒に行く」といった考えが新たに付け加えられます。思い出、不安、記憶、身体の活性化、すべてが一緒になっています。海馬と扁桃体のコンビは記憶管理と不安の時における重要な責任者です。

　頭の中で恐怖を起こす状況のほとんどは学習されたもので、私たちが直接に、または他の人を介して間接的に経験するに従って蓄積されていきます。つまり、脳はそれらを「怖い」と感知し、過去の出来事と似たことを知覚するとき、警告システム全体を活性化させているのです。恐怖を引き起こすこれらの状況は、過去のトラウマ的な出来事と、克服されていない出来事や適切に対処されていない出来事の両方に起因していることがあります。

脳がすべての現実を脅威として認識するなら、これは警告システムが過度に活性化されているためです。これは全般性不安障害で、全体的なアプローチが必要ですが、大概は治ります。また、恐ろしい出来事が私たちに痕跡や影響を残しているときに起こる心的外傷後ストレス障害では、頭は軽度の刺激に触れても害を受けた経験を思い出し、追体験させ、体が度を過ごした反応をします。

強い感情的な苦痛を伴う記憶

強烈な感情的苦痛を伴う出来事や思い出があります。それらを追体験する時に、神経細胞の接続が活性化され、その結果、コルチゾールとアドレナリンが上昇し、ふるえ、頻脈、発汗、頻呼吸など体全体が影響を受けます。

> 扁桃体に異常があったり、損傷を受けたりしている人は、恐怖や危険を感知するのに重大な支障があります。

ダニエル・ゴールマンが感情知性に関する著書の中で命名した「扁桃体ハイジャック」は、突然発生する過剰な情動反応のことを指します。

刺激を受けると、体の反応が過剰になり爆発的になります。それは精神的な問題ではなく、思い出すだけで思考停止に陥ってしまうような非常に苦しい過去の出来事の問題なのです。何らかのきっかけでそれを思い出させるような出来事に直面した場合、その人は明晰な判断や理性的な思考ができなくなります。このように反応する人は、自分の感情にハイジャックされているのです。

私たちは皆、このようなことが起こる人を知っています。気性の激しい人たちです。ちょっとした刺激に反応して他人と正面衝突を起こします。「キレる」とか、「フィルターがない」とか、「ヒューズが短い」とか言われます。解決はあるのでしょうか。あります。ただ、感情の扱い方を学ぶ必要があり、これらの粗野な反応がどうして起こるかを理解することに努めなければなりません。

ギジェルモのケース

ギジェルモはラウラと結婚して三年が経ちます。二人はアトランタの医学会で知り合いました。彼は研究所で働いていて、彼女は循環器専門医です。彼女は、当時の恋人であった同じ病院の別の医師といつも一緒に学会に行っていましたが、その学会には同行することができませんでした。

ギジェルモは自分の仕事上、すでに何度かラウラと会っていました。彼女を魅力的な女性だと思い、一緒にいるのが好きでした。彼女には、面識のある医師の恋人がいることを知っていたので、自分を抑えていました。学会の間、ラウラの変化に気付きました。より優しく、より親密になり、より多くの時間を彼と過ごそうとしているのが伝わってきました。ギジェルモは、緊張してどう接してよいのかわかりませんでしたが、ある夜、夕食後に数杯飲んだ後、彼女の部屋で一緒に過ごしました。

混乱したギジェルモは、ラウラがどう思っているのか、彼氏はどうなるのかなどを知りたくて、矢継ぎ早に質問しました。ギジェルモは情熱的で、せっかちで、感情の高ぶりを収める必要がありました。彼女は、すでに彼との関係は壊れており、帰ったら別れるつもりであると説明しました。実際そのとおりになりました。数ヶ月後、ギジェルモとラウラは正式に交際をスタートさせましたが、彼は嫉妬心が強く、彼女が一人で学会に行くことに耐えられませんでした。ちょっとでも、仕事で誰かが彼女に声をかけたり、食事に誘ったりすれば、爆発的で過度に激しい反応をしてしまいます。そしていつも同じ言い訳をするのです。

「僕に起こったことは、他の人にも起こるものだ。」

ギジェルモはこのテーマについて、扁桃体ハイジャックの犠牲になっていたのです。

刺激 ↓ 反射的、爆発的、過剰な反応 ↓ 現実を落ち着いて解釈できない ↓ 麻痺・思考停止・攻撃的になる・感情により分別を失う ↓ 後悔。うまく行けば、謝罪

扁桃体ハイジャックへの対処法

これまで回路の仕組みを見てきました。今度は解決策を見ていきましょう。神経の回路を電気回路と考えてみましょう。最も現実的なのは、それをショートさせることです。では、どのようにするのでしょうか。

一、分析する

あなたが気になる刺激は何ですか。このような場合、自分自身を知ることが鍵となります。恐れずに、ゆっくりと原因へと向かいましょう。それは人ですか、顔ですか、状況ですか、何らかの脅威を感じていないでしょうか。血を見ることだったり、葛藤している問題についての会話だったり、心の中で交差する思考だったり、周囲の人の行動だったり、楽しみにしていたものに「ノー」と言われたことだったりなど。それらがどこから来るのかはどうでもいいですが、大雑把に知っておく必要があります。

二、何が体に起こっているのかを知る

このハイジャックは身体症状を伴っていることがわかるでしょう。感情が爆発する直前にどのような感じが体にあったか、そして爆発している時に体にどのような兆候が表れるか（頻脈、高血圧、体温上昇など）を知るよう努めてしてください。

三、身近による尊敬する人を見てみてください

似たような状況になった時に、その人はどう対応しますか。イライラや怒りに対して、その人の最もひどい振る舞い方はどのようですか。困難な局面で参考になる手本を持つことは、大きな助けになります。

四、爆発的な回路を切ろう

この作業は単純ではありません。と言うのは、時に私たちの反応には、しっかり組み立てられた堅固なシステムがあり、反応を制御するのを妨げています。ただ、それに気づくことは一歩前進です。今にも始まりそうな反応の連鎖に数秒でも気付き、数秒でも立ち止まることができれば、あなたの勝ちです。その間に深い呼吸をして、頭に「君ならできる！」、「頑張れ！」という励みになるような言葉を送るようにしてみてください。頭は有毒な感情の連鎖反応を止めるのに約一～二分を必要とするので、ちょっとした勝利であっても、あなたは成功に近づいているのです。

五、ゆるしを請う

コントロールできない時には、人は激しく反応して、本当は思っていないことさえ言ってしまいます。大多数の人は、このような出来事があった後、自分の反応やコメントを後悔します。謙虚になってゆるしを乞い、与えてしまったかも知れない害を償いましょう。自分自

身をゆるしてください。というのは、その反応をもう一つの失敗と認識してしまって罪悪感にかられるなら、それは良くないからです。乗り越えましょう。次回は克服できるように決心して、そのための手段を探しましょう。

グスタボのケース

グスタボが私の外来に来たのは、その二日前にロンドンでの会議から帰ろうとスペインに戻る飛行機に乗った直後に、胸の締め付け感と息切れを感じ始め、自分自身をコントロールできなくなったからです。スチュワーデスがハーブティーを差し出して落ち着かせようとしている間、彼は飛行機の中でリラクゼーションテクニックを試みました。

飛行機の中にいることは耐え難く、何としてもそこから脱出したいという衝動に駆られました。しかし、二時間のフライトをどうにか乗り切り、着陸後、めまいと苦痛に襲われて救急を受診したところ、不安発作なので精神科を受診して薬を服用すべきだと言われました。

私の外来では、彼は自分の身に何が起こったのかわからないと言いました。確かにストレスを感じてはいるけれども、今回飛行機の中で起こったことはそれまで一度も起こったことがなく、自分の人生の中で最悪の瞬間だった。また、仕事の都合でこの一年間、毎日のように旅行をしていた。旅行や会議に追われて、奥さんの顔をほとんど見ることもなかったそうです。時差ボケのせいでほとんど眠れず、そのためますます神経質になりイライラが募っていました。グスタボは機中での発作について詳しく話し、二度と起きてほしくないと言いました。私は、彼が過度のストレスにさらされていること、常に警戒していることが生存システムを損なっていること、日常生活の中で直面する危機的状況を克服するため、コルチゾールを高めていると説明しました。

　グスタボはいつも神経がピリピリし、記憶障害が始まっています。時折、指や手のしびれ、頻脈、息切れなどがあります。私は彼に、危機的状況に陥っていること、飛行機の中でパニック発作を起こしたこと、脳が弱っているので同じような行動を続ければまた発作を起こす可能性があると説明しました。彼の慌ただしい活動レベルを下げるように勧め、そのための第一歩は睡眠の回復能力を取り戻すことだと言いました。毒性の回路に閉じ込められいつ再発してもおかしくない状態にあるので、脳の暴走から切り離される必要があるのです。

　一方、機内で起こりうる発作を回避するための手段を教えました。搭乗前には、一連のポジティブな認知的メッセージと呼吸法でリラックスに努めること。また、発作が起き始めた場合に備えて、即効性のあるレスキュー薬を携帯する必要がありました。

　その薬をポケットに入れて持ち歩くという安心感があるだけで、実際に薬を飲まなくてもパニック発作を乗り越えることができるという人も少なくありません。最終的に薬が助けてくれると信じて、服用を遅らせます。それによって、結局薬の助けを借りずに、発作を抑えることができるのです。グスタボには、脳に蓄積された緊張を少しずつ解きほぐすための薬を一つ追加しました。

心理療法では、不安の源に丹念に働きかけました。常に警戒状態で、リラックスしている時間がありません。失敗は許されず、休む間もなく働き、食事もしっかりとっていませんでした。それによって、脳は崩壊し、パニック発作によってスムーズに働かなくなったのでした。私はパニック発作のことを「心の発熱」と呼んでいます。つまり、熱が体のどこかに異常があることを示す指標であるように、不安発作やパニック発作は、崩壊につながりかねない、異常なことが心の中で起こっていることを警告するのです。セラピーでは、グスタボにリラックスすること、物事をゆっくりと進めるように、放棄することを学ぶこと、上司に自分の仕事にサポートが必要だと知らせること、責任の一部を人に委任することを教えました。すべては過重な仕事を軽くするためです。

少しずつ、グスタボは良くなっていきました。最初は飛行機に乗る恐怖が続いていましたが、それは二次的であるため、私は固執しませんでした。その治療はもっと状態が良くなるまで延期しました。やがて、彼は約一時間から一時間半の短いフライトができるようになりました。そのために、ポジティブなメッセージ、レスキュー薬の携帯、リラックス法と呼吸法で準備しました。これらの技法や薬を携帯している安心感によって一年間の治療で薬を必要としたのは二回だけでした。グスタボの体調はだいぶ改善し、今では大きな問題もなく飛行機に乗っており、徐々に落ち着きを取り戻してきています。

> 人は常に緊張状態で生活していると、現実を実際以上に悪く解釈してしまいます。自分の中で起こることに対し、あたかも現実の脅威であるかのように反応します。反応に際して、脳が混乱してしまうのです。

目を閉じて体の感覚の一つひとつに注意を払いながら呼吸をコントロールすること（※5）は、副交感神経の働きを高める最も効果的な方法の一つです。すでに言ったように、副交感神経は、体内のバランスや恒常性を調整し、身体を平静に保つ器官（唾液腺、胃、膵臓、膀胱）を活性化させ、緊急事態やストレスに備える器官（瞳孔、心臓、肺）の活動を抑えます。

過去、あるいは未来に目を向けさせる思考を捨て、今行っている呼吸、そして現在、また今ここにあるものに注意を集中させるなら、ひと呼吸ごとに緊張から解放され、失った静けさと自信を徐々に取り戻すことができます。

恐怖や不安に対処するための簡単なポイントは以下のとおりです。

▼それらを認めましょう。意識しましょう。無くそうとしたり、隠したりしないように。抑圧された感情は、裏口から戻ってきて、身体的、心理的な痛みや苦しみの原因となりえます。

※5　腹部と胸部の上昇と沈み込み、鼻孔からの空気の出入りなど、吸気と呼気のゆっくりとした調和的な動きを興味を持って観察する方法です。詳しくは第６章で説明します。

➢恐怖は、感じながらも一歩踏み出すことで克服できます。恐怖はこちらが変わることによって克服できます。

➢繰り返しますが、不安の源に戻ることを恐れず、その原理と原因を解き明かすよう勧めます。しかし、無理しないように気をつけましょう。「無理な治療」は助けになるどころか、悪化させてしまいます。

➢恐怖を理解しようとすると、よりよくそれらに対処でき、克服することができます。よく理解すれば、それにどう向き合えばいいのかがわかり、恐怖心が薄れていきます。

➢恐怖は常に存在します。楽観的であることを学び、あなたを閉じ込める思考の苦しい円環から抜け出す方法を見つけましょう。恐怖は大嘘つきであることを忘れないでください。常に現実を実際よりも悪く見せます。

➢自信を持ってください。積極的に行動しようとするなら、脳の能力を最大限に引き延ばすことができます。自信を持つこと、目的を達成しようと奮起することで、創造性や問題解決能力が増し、将来に期待が持てるようになるのです。

➢注意力を高めましょう。第五章では、脳幹網様体賦活系について詳しくお話します。恐怖や不安などは、注意を正しく集中させなければ、慢性化します。

➢内なる声を育てましょう。あなたを落ち込ませたり、ネガティブな影響を与えたりするのではなく、あなたを励ますような声であるように。パニック発作に戻らせたり、恐怖を最大化させたりする有害な思考を捨て去りましょう。

➤食べ物に気をつけてください。一つ例を挙げると、低血糖症は、あなたに大きな影響を与え、恐怖を引き起こします。カフェインとアルコールを控えめにしましょう。

➤休みましょう。睡眠不足は恐怖を感じやすくさせ、現実を実際以上に恐ろしいもののように思わせます。

私たちは思考する通りの者になります（※6）。恐怖は避けられませんが、それが生み出す苦しみは避けられます。恐怖心は克服できます。人生を楽しむことを学び、希望を持って未来を見据え、バランスのとれた優しい方で今を生きることによって。

※6　そして、私たちが愛している者にもなります。しかし、この章では思考に焦点を当てました。

第五章　現在を生きる

幸せとは、自分に起こる出来事にあるのではなく、その出来事をどう解釈するかにあります。幸せは現実をどのように自分のものにするかにかかっており、この受け容れができるかどうかが、幸せになるための鍵となります。そこで、ここでお話しするのは、あなたの選択についてです。不幸ではなく幸せを選ぶ選択です。本書の冒頭から、私たちは痛み、苦しみ、トラウマ、深い傷を扱ってきました。確かに、現実の世界を否定しようとするわけではありません―フラストレーションに対する耐性については後ほどお話しします―。しかし、悲しみの中にあっても、どんなひどいことがあっても、できるだけ楽しむことを学ぼうとすることはできます。

あなたの現実は、それをどのように受け止めるかにかかっています。

きっとあなたはこのメッセージに驚いて、次のような言葉がふつふつと浮かんでくるでしょう。「もう何でもやってみた」、「人生は厳しい」、「状況による」、「子供の頃はひどかった」、「言うは易し、行うは難し」などなど。でも、もしどんなに小さなことであっても、あなたの人生の中で良いものをつかむ選択をしないなら、人生を決定する最も重要な戦いに白旗を揚げることになります。

　幸せは、喜びや快楽、ポジティブな感情の総和ではありません。それを遥かに超えるものです。それは、傷や困難を乗り越えて成長し続けることができたかどうかにもかかっています。幸せは、どうしても避けられない痛みや苦しみを背負いながら、一定の喜びを持って生きることです。

　絶えず苦しみを避けたり、考えないようにしたりしていると、心はそれに向き合う力を失い、克服できなくなってしまいます。敵陣の中に飛び込んで、やってくる戦い一つ一つに立ち向おうと言うのではありません。悪い状況の中でなんとか対処する仕方を学ぼうということです。葛藤やネガティブな感情と向き合おうとせず、それから逃げるために、無意識のうちに消し去ろうとしてしまう人が多くいます。いつもネガティブなことを避けているなら、人生の一部を失い、周りの人々の苦しみを共有できなくなる危険があります。前章では、「同情」の大切さ、つまり、他者の苦しみと適切に結ばれ、苦しみを乗り越える手助けをすることの大切さについてお話ししました。

　忘れないで頂きたいのですが、過度の幸福やユートピア的な喜びと快楽の状態を望むことが、よくある重大な間違いです。そのような望みを持ち続けると、そのうち不満だらけの人間になります。幸せは人間のもつ大きな願望であるように思えます。しかし、幸せには、食事や友達との集まりなどの一時的な快楽を伴う幸せと、家族、夫婦、仕事、文化、友人といった人生の基本的な土台の上に建てられる構造的な幸せがあります。快楽的な幸せは一瞬の火花のようなものですが、構造的な幸せはバランスのとれた人生のことです。

　これから、様々な実践的なアイデアをお伝えします。多くの人がすでに読んだことがあるか、経験さえしたことがあるかもしれません。

　私は父からの教え ――三〇年以上も彼のもとで学んできました!―― の上に、多くの本（※1）や論文や研究から得た知識、そして何よりも、最悪の時や回復の過程でつき添った多くの人々の内面の観察を加えることができました。これからお話しすることで、あなたの生活や周りの人の役に立てることができたらと思います。

　あなたの人生は、状況に対してどのように対応するかに、つまり外部刺激に応じて起こす行動にかかっています。ここで、もう一つの重要な考えをお伝えします。

すべての感情には思考が先行しています。

　情動は頭で作られます。感情は、その情動に対する身体的な反応です。脳がなければ、感情はありません。脳の外傷や脳卒中や奇形などのために、脳のある領域が損なわれて「感じ

※1　参考文献で推薦します。

ない」状態になることがあります。脳のある部分が機能しなくなったり損傷したりするならば、四肢の感覚がなくなる ―熱に反応しなければ、火傷します！― ことがあります。

　数年前から、脳卒中で話せなくなった人を通して、脳のどの領域がこの機能を司っているのかが発見されてきました。これによって脳地図が作成されました。現在、脳の働きをリアルタイムで知るための機器があり、ある活動が行われたり刺激を受けたりした時、脳のどの領域がどのように反応するかを直接観察できるようになりました。機能的磁気共鳴画像法（ｆＭＲＩ）は、その一つで、臨床治療にも研究にも使われています。これにより、様々な瞬間の血流分布の変化を検出することができ、「開頭術」や解剖といった侵襲的な手段を使うよりももっと深く、かつ包括的に脳や神経系を知ることができるのです。この高度な脳機能の画像検査のおかげで、特定の思考や動機、不安や抑うつ状態で、脳がどのように働くのかを観察できるようになりました。

最も基本的な発見の一つ

　一つ一つの思考は、精神的・生理的変化を生み出します。この書において随所で私はこう主張します。あなたが苦しみ、自制がきかないと感じ、もっと自分を知りたいと思っているのなら、このことを忘れないでください。この仕組みを理解することは、大きな助けとなるでしょう。

　子供の頃から、私たちは自分にレッテルを貼ってきました。「衝動的だ」「昔からそうだった」「父もそうだった」「神経質だ」「人間が嫌いだ」「飛行機が怖い」などなど。このような自らに下す判決は、人生の道を自由に進むことを阻む心の壁になります。判決と言ったのは、まるでそれが天から下ったかのように、身動きがとれなくなるほどのインパクトがあるからです。

心を傷つける感情は思考に左右されるものですが、その思考はある程度制御できます。その思考を教育、あるいは再教育することは可能なのです。幸せで落ち着きがあり円満な人間になるためには、どのようにものを考えるのかに注意する必要があります。これを実践するなら、その結果に驚くことでしょう。

考え方を変えると、なんと人が変わることでしょう！

自分自身についてどう考えているのか、また悲嘆や苦悩の暗闇の中でどんな考えにとりつかれるのかを子細に調べてみましょう。そのような有害な感情が起こるのは、「あるもの」があなたの心を横切り、あなたの中に暴力的に侵入したからです。

解決は簡単ではありません。「オートマティスム」と私が呼んでいるものがあります。つまり特定の刺激や思考を前にして、今までずっとしてきた無意識の反応です。長年繰り返してきた行動様式から抜け出るのは容易ではありません。有毒な思考や確信体系―情報を処理する仕方―を修正するためには、自分を萎縮させる思考や障壁が何であるかを見極めなければなりません。

確信体系自体は悪いものではありません。実際、多くの場合には非常に有益です。例えば、日の出を見るとき、「この太陽が体にエネルギーを与えてくれるので今日は仕事がうまくいくぞ」と考え嬉しくなるなら、その確信体系はあなたの役に立ちます。しかし、逆に、曇りや雨の時に、「今日は嫌な日になりそうだ」という気持ちが出てきたら、確信体系があなたを萎縮させていることになります。このようなことは、外部の出来事や、または内部の思考や感覚が原因で生じることがあります。友人とのディナーパーティーに到着して原因不明の違和感や居心地の悪さを感じた場合は、無意識のうちに過去の嫌な経験を思い出させている何か ―食べ物、参加者、テーブルの人の配置、匂いといったもの― がそこにあるのかもしれません。

　私たちは頭を鍛えて、感情を整理することができます。例えば自転車に乗ることを考えてみましょう。自転車に初めて乗るときには、転ばないようによく補助輪を使います。恐怖心がなくなるにつれ、あえてスピードを上げたり、坂道を下ったり、ハンドルを握っている手を離したりもします。ある日、補助輪を外して、一人でバランスをとるようにします。きっとできない、転ぶだろうと考えます ―多分そうなるかもしれません― が、突然できるようになります。数ヶ月あるいは数年後に久しぶりに自転車に乗るということがあるかもしれませんが、そのときはすでにあなたの心は乗り方を知っているので、補助輪を使う必要はありません。

　思考の教育でも同じようなことが起こります。もちろん、そんな単純ではありませんが、頭を鍛えることは現実の捉え方に並々ならぬ効果をもたらします。サイクリングやドライブ、スキーに行くたびに、もし転んだらどうしよう、事故に遭ったらどうしよう、怪我をしたら、などと心配に取りつかれているならば、精神的な負担が大きく、それらの活動を避けるようになってしまうでしょう。そのようにして、何かを避けるための言い訳ばかり見つけるならば、思考は確実にあなたを萎縮させるものになるのです。その場合、あなたの心は人生を通してオートマティスムを固めてきたと言えます。その結果、問題や困難にぶつかると、頭は袋小路に入り込むのです。

　だからこそ、毅然とした態度をとることが大切なのです。自分をしっかり支配して、他人のせいにしたり、周りの有毒な人のせいにしたり、社会的、経済的な状況や環境のせいにしたりしないようにしましょう。

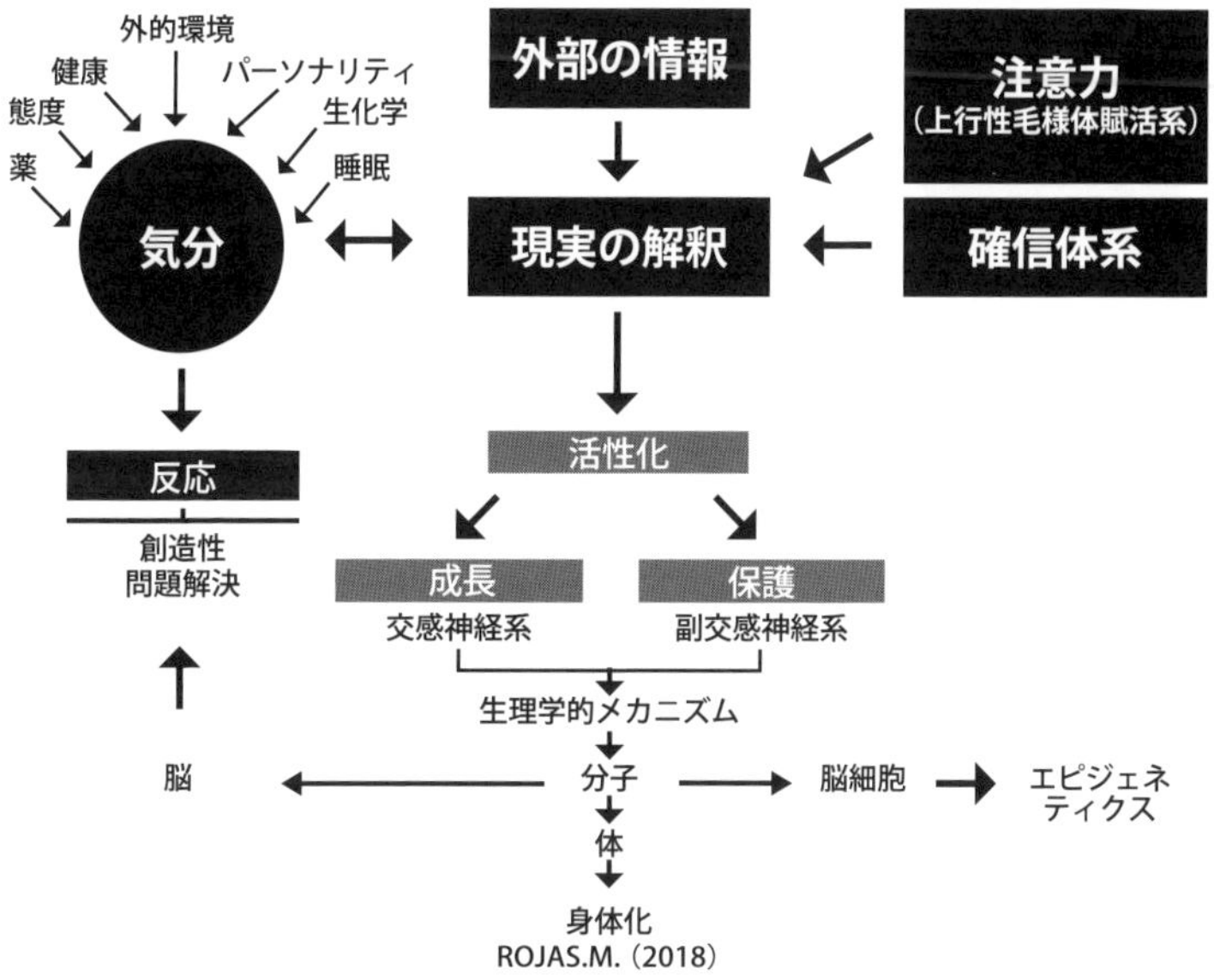

被害者を演じるのはやめましょう。自分の人生の主役になりましょう。

あなたが今の瞬間にどのように行動し、どのように感じているかを理解するのに役立つ図を提示します。

外からの刺激を受け取った時、私たちは次の三つの要因に従って反応し現実を解釈します。

➤確信体系
➤気分
➤注意力と現実の知覚

こうして現実を解釈した後、体は警戒モードまたは保護モード ―交感神経系と副交感神経系―で応答し、頭と器官に影響を与えます。

これからその一つ一つ分析していきます。

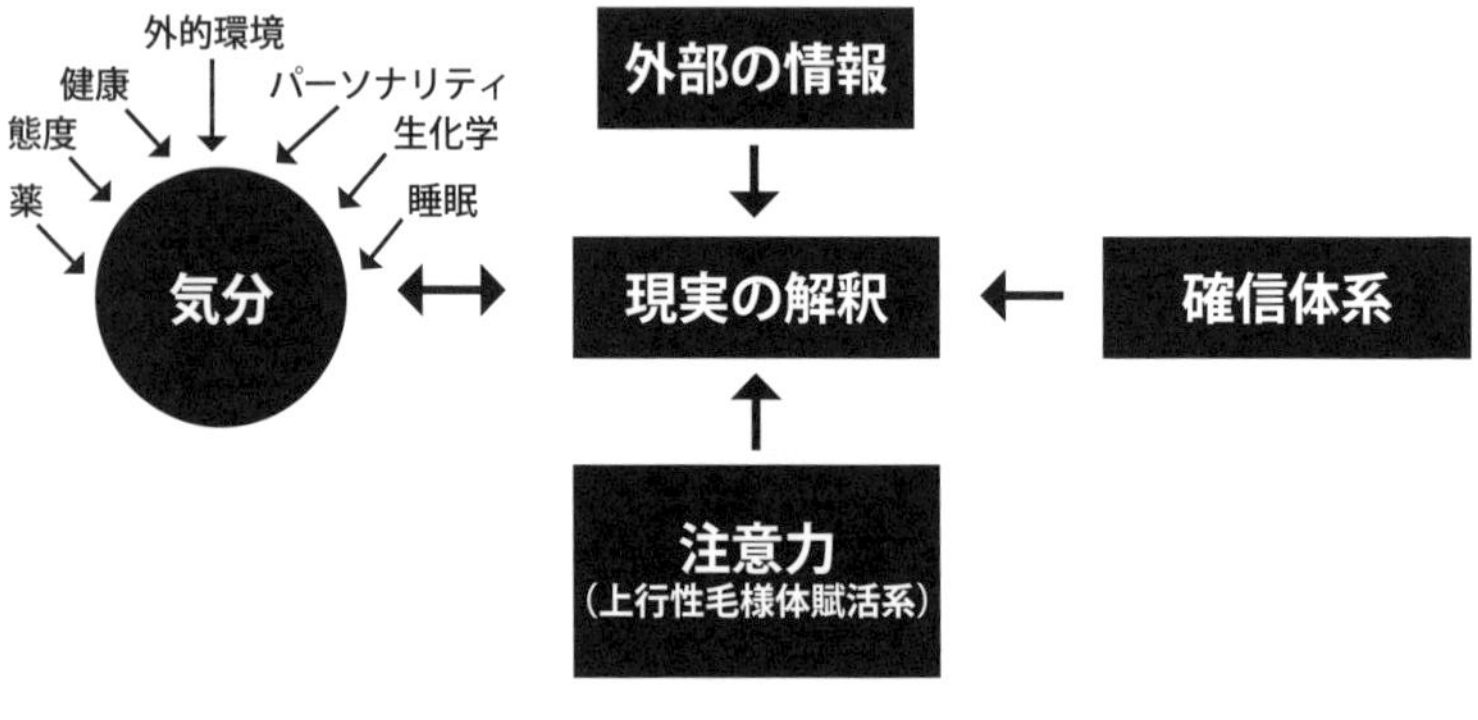

まずは確信体系から始めましょう。

確信体系

確信体系は何から成り立っているのでしょうか。あなたの確信体系は、あなたが人生や世界をどう見ているか、また自分自身をどう考えているか、それらの先入観の上に立てられます。例えば、「自分はこういう人間だ」「いつも目覚めが悪い」「人と一緒にいるのは疲れる」「飛行機が怖い」「スポーツが苦手」などという先入観です。それらは、自分が勝手にそう思い込んでいるからか、あるいは、子供の頃から、または大人になってから、周りが絶えずそう言うからできあがってきたのです。

これらの確信は、生のさまざまな側面について各自が持っている意見だと言えます。それは、各自の世界観と密接に関連しており、意識的であること ―自分が気づく― も、無意識的であること ―ずっとそうだったので― もあります。

確信体系には価値観が含まれており、それが私たちの感じ方、行動の仕方、反応の仕方を微妙に変えるのです。確信は生涯を通じて形成され、各自の個人的な人生観になります。時に、未成年の若者がたばこを吸ったり酒を飲んだりするのは、喫煙や飲酒をすることで「大人になった」と感じるからです。若者を飲酒に走らせる要因は色々ありますが、とてもよく見られるのは自分に対する自信のなさです。つまり、飲酒することで社会に受け入れられたと感じて安心するのです。健康に悪く、有害であると知っていても、飲酒や喫煙で自分が社会的に認知されるという無意識の確信が合理的なリスクを上回るのです。

確信体系について考えることがなぜ大切なのか

確信体系は、私たちの生き方の土台となって、非常に強い影響力を振るいます。ある行動をするとき、その根拠を自動的に与えてくれます。それは、心に深く根ざした判断で、それを問題にしようともしない断固としたものです。と言うのは、私たちはそれらに基づいて現実を解釈し、対応していくからです。これらの確信は普遍的なもので、世界一般、他者、自分自身、概念、イデオロギーなどあらゆるものについての確信なのです。

物事が決して思ったように進まない、またはいつも周囲に苦しめられていると感じるとき、そもそも自分は環境に適応できていないのではと感じるなら、まず自分の確信、世界観がどのように構築されているかを分析するのが必要かもしれません。私たちの中にある、成長を邪魔する確信を発見して驚くかもしれません。そのときは、勇気を出して自分を制限しているものを精査しましょう。このようにすれば、現実を正しく知覚する能力を向上させ、あなたの理想型（※2）に目を向けるすることができます。

これらの確信の中には、不安と恐怖の感情で頭脳を塞いでしまうがゆえに、目標を達成する能力や、健全な方法で課題と向き合う能力をひどく妨げているものもあります。

※2　第9章で、あなたのベストバージョンを引き出すためのアイデアを紹介します。

続けましょう。

気　分

これまで述べてきたように、幸福は現実そのものによるのではなく、その現実をどのように解釈するかによります。ここでは、気分の状態が驚くような力を発揮します。よくある例を一つ。あなたのひいきのチームがチャンピオンズリーグで優勝して歓喜したとしましょう。次の日に、同じチームのファンである上司に会った時、普段は彼との関係は悪いのですが、その日は彼を批判的な目で見ることがなくなり、気さくで楽しい会話ができるようになるのではないでしょうか。反対に自分のチームが負けた時、ライバルチームのファンである兄から敗戦に関する電話がかかってきたら、電話にも答えず、電源を切り、夕食を食べずに寝るかもしれません。

気分は何に左右されるのでしょうか。

気分を変調させる要素はいくつもあります。このことについては一冊を要してしまいますが、あまりページを費やしたくありません。簡単にいくつかのアイデアを紹介しましょう。

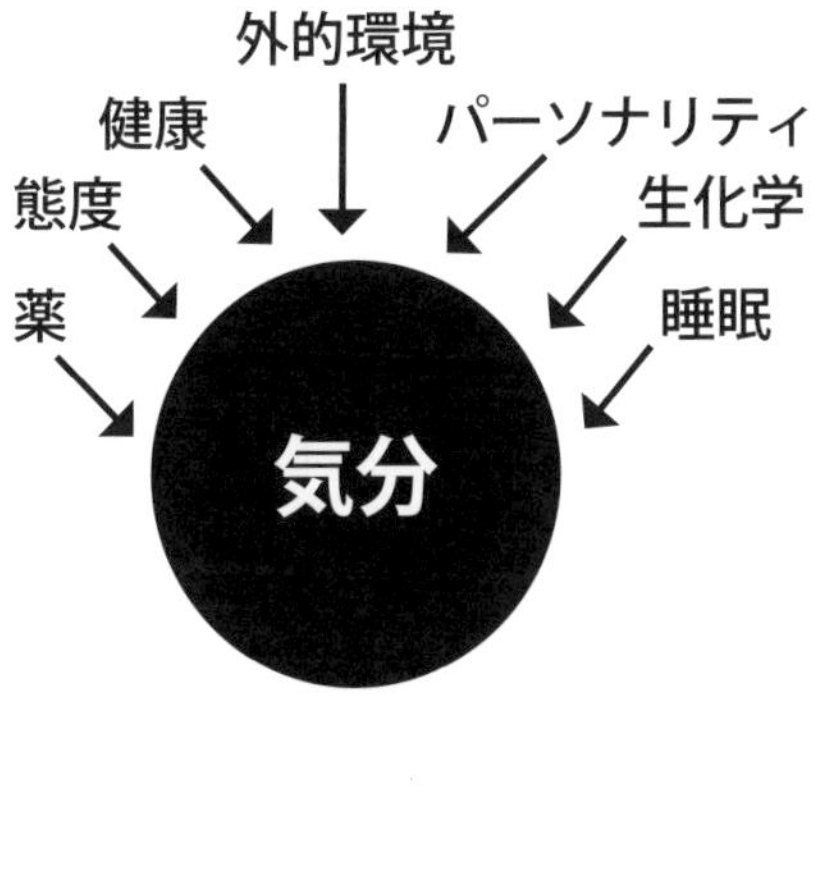

一、ドラッグとアルコール

これらを摂取することは、精神の健康に深刻なダメージを与えます。主な影響の一つは、感覚や刺激の知覚をひどく混乱させることです。私たちの周囲には、お酒を飲むと非常に敏感になったり、傷つきやすくなったりし、その反応やコメントには注意を払わねばならないような人がいるでしょう。頻繁にこれらの物質を摂取したり、中毒になったりすると、気分の状態や現実の捉え方がたいへんおかしくなります。

二、生化学、あるいは遺伝

遺伝的要因のため、あるいは重度の躁うつ症、再発性うつ病、全般性不安障害などの既往のために、落ち込みやすい人がいます。ホルモンの状態にも影響し、月経前や産褥期の女性に脆弱性が生じます。家族に複数のうつ病患者がいる人は、気分がより不安定で、周囲の出来事に敏感である可能性があります。

三、健康と外的環境

仕事上の困難を抱えているときや体に強い痛みがある時は、私たちの気分はより敏感で傷つきやすくなり、現実の認識の仕方にも影響を与えます。病気の時や辛いことがある時、あるいは極端な困難に陥った時は、今は自分が完全に「客観的」ではないと意識することで、周りの人や現実に厳しくならないようにすることができます。

四、パーソナリティ

ここでは、重度のパーソナリティ障害 ―境界性、回避性、社会的関心の薄いスキゾイド―から、心の状態に大きな影響を与える著しい性格特性までを取り上げます。例えば、衝動性、情緒不安定、放棄への強い恐怖、自傷行為、欲求不満に対する耐性の低さなどが見られる、境界性パーソナリティ障害を持つ若者は、感情の起伏に苦しみ、現実を極端に解釈し、常に周囲を脅威として認識しています。彼らの反応は、合理的な行動からは程遠く、しばしば攻撃性と怒りによって導かれます。彼らが喜びを感じ、内面のバランスを維持するためには、薬物療法や個人やグループでの心理療法によって、彼らのパーソナリティに強く働きかける必要があります。苦しみを生むもう一つのパーソナリティはハイリー・センシティブ・パーソン（Highly sensitive person, HSP）と呼ばれているものです。これは精神疾患のマニュアルであるDSM（注。米国精神医学会が作成した診断基準である「精神障害の診断と統計マニュアル」（Diagnostic and Statistical Manual of Mental Disorders, DSM）第五版のこと）には今のところ掲載されてはいませんが、確かに存在し、患者に大きな影響を及ぼします。

エルネストのケース

エルネストは、不安のために通院している患者さんです。学生時代の試験をきっかけに不安が始まりましたが、今では色んな場所や状況で起こります。それだけでなく、自分が「うつ状態」にあると思っています。以下のように説明しています。

「ある場所にいると、理由もなく帰りたくなり、緊張して、楽しめなくなるのです。」

家族経営の紳士服店を数店舗経営しており、奥さんと仕事をしています。二人の小さな子供がいます。彼は自分のことをすぐに悲しくなる人間と表現しています。浮き沈みが激しいことは認めていますが、その原因は分かっていません。

初診の後、日々の落ち込みの原因を分析するために、自分の最悪の瞬間に注目して、メモしてくださいとお願いしました。再診の時、次のように言いました。

「あなたは私を、本当の私よりももっとひどい人間だと考えるでしょう」

私は微笑みました。なんらかの癖や変わった考えを話すのが恥ずかしい時に、外来でよく聞かれる言葉です。何年も経ってから、部屋の装飾や人の着こなしがひどく気になることに気づいたそうです。例えば、ある日、義理の両親の家の壁が剥がれているのを見て、「ここから出なくてはいけない、耐えられない」と思ったことを詳細に語ってくれました。いいかげんな手入れしかなされていない場所からは、「何かネガティブなものが出ていて、心が乱されます」と言いました。また、服や音や匂いでも同じことが起こるとも言いました。

「周りの人には、細かいところまで気を配って丁寧な行動をしてもらいたいです。そうでないところには行きたくないです。楽しくないですから。」

また、妻と食事に行くとき、彼女の靴やドレスがいやだと感じる場合、「優しくできないし、無愛想になって、早く家に帰りたくなります」と付け加えました。

彼は、ちょっとした耳障りな音や不調和な刺激に落ち着きを失うそうです。私はエルネストの中に、とても敏感な人格を見ました。エルネストを悩ませているのは、ＨＳＰ（ハイリー・センシティブ・パーソン）と呼ばれるものなのです。

ＨＳＰハイリー・センシティブ・パーソン

他人のことが異常に気になると感じますか。いつも安らぎと落ち着きを求めていますか。散らかっている場所にいると、落ち着かなくなりますか。周りの人よりも直感的に現実を鋭く察知しますか。

これらは、より敏感な神経系を持ち、周囲の変化や細部をより強烈に知覚するＨＳＰの特徴です。強すぎる刺激によって心が強く揺さぶられます。このタイプの性格は、おそらく過去にいつも存在していたのでしょうが、最近になって明らかになり研究の対象になりました。また、現代人は歴史上最も刺激の過剰な社会に生きているので、ＨＳＰの人が多くなり、彼らの感覚が容易に飽和状態になりやすいのかもしれません。

このような人たちは特に直感力が強いのですが、うまく感情のコントロールができず、あるいはこの問題について知識がないために、圧倒され、思考停止に陥ってしまうことがあります。いくつかの特徴を詳しく見ていきましょう。


➤感じる力がとても強い。

➤鋭い直観力で現実を細かく把握します。観察力に長けています。部屋の細部、服、芸術、天気や他の人の雰囲気が気になります。

➤過度の刺激を受けると、より簡単に疲れ苦しみます。

➤共感力が高く、他人のことをとても気遣って、相手の立場に立つことができます。容易に感情が高ぶります。

➤人見知りの傾向がある人が多いです。

➤ある状況や課題に直面すると、先を読んで慎重になる傾向があります。決断をしたり、プロジェクトに乗り出したりする前に、必要以上の安全を求めます。そのため、事前に多くのデータを収集し、細かく分析してからでないと決められません。

➤緻密で深い情報処理をします。細部にこだわるため、完璧主義であることが多いです。

➤礼儀作法をとても大切にしていて、細かいところまで注意します。

➤批判に敏感で、ネガティブなことを言われることをとても嫌がります。

➤色合い、音、匂い、温度などを敏感に感知します。

➤男性にも女性にも見られますが、女性の方が多いようです。近年、男性にこの症状が増えてきており、その人たちは多くの場合、この感覚にどう適応したらいいのかわかっていません。

➤外界と内面からの影響に左右されやすいため、不安や抑うつを発症する頻度が高くなります。

この人々はどのような場所で自分が最も萎縮するのか、またどんな人や環境が自分を緊張させるのかを心得、その環境に適応することを学んで行く必要があります。子どもの場合は、過保護にならないよう気をつけながらも上手に接する仕方を学ばなければなりませんが、特定の状況に対して子どもが示す過剰な反応を理解してあげなければなりません。

五、睡　眠

この項は特に重要な内容です。人は人生の三分の一をモルペウス（ギリシア神話に登場する夢の神）の腕の中で過ごします―過ごさなければなりません。睡眠とは特別な注意に価する大切な問題なのです。

床に入ってから、どうしても寝付けずに一睡もできないことや、何度も目が覚める経験は誰にでもあります。いずれの場合も朝、疲労感を感じながら起き上がります。よく寝られないと、頭は正常に機能しません。記憶や学習の問題、注意力や集中力の低下、誤認識などが生じます。うまく休息できないと、敏感になったりイライラしたりして、外からの刺激に適切に反応できなくなります。

睡眠不足は免疫力にさえ影響します。休息と回復、またリンパ球の産生に関わる副交感神経が弱まり大きく乱れるからです。悪夢、中途覚醒、浅い眠り、休息不足感は、内科や神経内科や精神科を受診する主な理由の一つです。あるときには薬の服用が必要となりますが、服用し続けると脳に悪影響を及ぼします。睡眠薬の乱用について最近長期間にわたる縦断的研究が始まっています。ベンゾジアゼピン系の睡眠薬 ―アルプラゾラム、ロラセパム、ジアゼパムおよびそれらから派生した薬― は、体内に入って睡眠を誘発し、それぞれが独自の働きを持っていますが、長期にわたって続けると、耐性（注。繰り返し使用することにより薬剤の効果が減弱すること）、乱用、依存性が起こります。やめる時に、離脱症候が現れることが多いです。

脳のいくつかの領域、中でも海馬の回復のために睡眠は不可欠です。海馬は記憶と学習の中枢で、様々なレベルの恐怖を調節します。夜の間に記憶が再構築され、昼に学んだことを再学習します。そのため、よく眠らない学生の成績は悪くなります。カフェインに頼って徹夜で勉強する人は気をつけましょう。翌日の試験には通るかもしれませんが、脳は夜に学んだことを定着させておらず、単に短期記憶を引っ張り出しているだけです。

睡眠中は、感謝の気持ちにせよ、恨みや怒りの気持ちにせよ、寝る前に持っていた感情が蓄積されていきます。ですから、寝る前に楽しい、ポジティブな考えを呼び覚ますことがとても大切です。

なぜコーヒーは覚醒させるのか

とても興味深いテーマです。私たちが行うあらゆる活動―仕事、勉強、スポーツの練習、移動・・・―には、エネルギーが必要です。体のエネルギーは、ＡＴＰ―アデノシン三リン酸―と呼ばれています。各細胞は、主に食事で摂取できるこれらの分子で力を得ます。運動したり、仕事をしたり、勉強したり、考えたりするとき、私たちはＡＴＰを少しずつ消費しながら利用しているのです。

ＡＴＰ分子は使うたびに分解されて、リン酸分子とアデノシン分子になります。このアデノシンという分子は、睡眠を誘発する物質で休息のために重要です。脳には、アデノシンに特化した敏感な受容体があります。アデノシン分子のレベルが上昇すると、体は眠気を感じ、睡眠が深くなります。体はとても賢く、労働や運動や勉強などをした後に疲労感や睡眠を誘発するため、このシステムを使っています。他にも休息に関わる分子はありますが、アデノシンのレベルが高いと眠りに落ちやすくなり、より良い休息をとることができます。

コーヒーの役割とは何でしょうか。ここで「抗睡眠物質」の代表であるカフェインが登場します。カフェインは、一八一九年にドイツの化学者フリードリーブ・フェルディナンド・ルンゲによって発見されました。

カフェインはアデノシンととてもよく似ているのですが、非選択的アデノシン受容体拮抗薬と呼ばれます。つまり、カフェインを摂取することで、脳内のアデノシン受容体をブロックするのです。その時点で脳はもはや「眠い」という信号を受け取らないので、より長い時間覚醒状態でいることができ、眠らずに仕事や何らかの活動ができるようになるというわけです。

睡眠不足は心身に悪影響を及ぼします。人間は一般的に、四～五回の睡眠周期を必要とします。それぞれの持続時間は約九〇分です。

あなたも何度か経験したでしょう。夜中に目覚めた時、スッキリした気分なのに、もう一度寝て、朝、目覚まし時計で目が覚めた時にはフラフラしていて、疲れが溜まっているという経験です。どうしてでしょうか。それは睡眠周期（睡眠サイクル）に関係しています。

睡眠の深さには五つの段階があります。段階一と二は浅睡眠、三と四は深睡眠、そして五は夢を見るレム（急速眼球運動）期です。前にも言いましたが、一回の周期は約九〇分続きます。その内訳は、段階一から四までが六〇分または六五分、それに加えて段階五が二〇分です。睡眠の科学によると、睡眠はベッドで過ごす時間数よりも、むしろ睡眠サイクルが大切だと言われます。

あなたの睡眠段階が規則的な場合に、よい睡眠が出来るのに役立つコツを教えます。まず、起きる時間を決めましょう。睡眠時間が各周期のおおよその時間である一時間半の倍数、つまり三時間、四時間半、六時間、七時間半になるようにしてみましょう。すべては、早起きが必要なのか、旅行するのか、時間がないのか、あるいは睡眠時間の管理の勉強中なのか、にかかっています。たとえば、もし十二時に寝るのなら、目覚まし時計を七時半にセットしておけば、目覚めがよくなり脳が活性化してフレッシュな状態になることに気づくでしょう。八時に設定すると、不思議なことに、もっと寝ているのに起きるのが辛くなります。目覚まし時計が深い眠りの途中で鳴るからです。

人は個人差があり、各自の睡眠周期は運動やストレス、薬やアルコールなどの要因に左右されています。五時間未満の睡眠時間で十分で、バリバリ仕事をする人がいます。ですから、一人ひとりの睡眠周期は、スケジュールに合わせるため個別に考えるべきなのです。

睡眠衛生：快眠のための五つのヒント

A.　睡眠前にデバイスを使用しない

ベッドに入る前の画面やビデオゲームやSNSに注意しましょう。就寝前の携帯電話、スマホ、タブレットなどの画面の光が及ぼす有害な影響を指摘する研究がいくつかあります。二〇一四年にイギリス医師会雑誌に掲載された、一六歳から一九歳までの九八四六人を対象に行った研究では、画面の使用によって睡眠パターンが変化することが示されています。睡眠前にデバイスを使えば使うほど、休息が不完全となるリスクが大きくなります。問題は、睡眠潜時（SOL）、つまり眠りに落ちるまでの時間にあります。デバイスからのブルーライトは、睡眠ホルモンであるメラトニンの分泌を妨げます。研究者たちは、この光はメラトニンの分泌を最大二二％減少させると主張しています。いくつかのデバイスにはナイトモードがあり、画面から発せられる光が排除され、メラトニンへの影響がかなり緩和されます。

B. 感情の高ぶりに注意

あなたを心配させる会話、言い争いで終わる夕食、配偶者との激しい議論などは、その夜によく眠れない原因となります。もし怖い映画を見てしまったり、ニュースで心が乱れたりしたら、寝る前に最後に目に映ったものと心に浮んだものを洗い流しましょう。

睡眠に関しては、人それぞれです。アクション映画を見ながら寝てしまう人もいれば、ほんのわずかな刺激で眠れない人もいます。大切なことはあなた自身をよく知り、生活の中でより神経質になる時があるということを認めることです。ぐっすりと眠れるようになるためには、どういう感情があなたの睡眠を困難にするのかにもっと気をつける必要があるでしょう。

C. 目を閉じる直前に浮かぶ思いに注意

ベッドに入ってから心配な事をあれこれ考えることに気をつけましょう。その日に起きた、また翌日に起こるかも知れないまったくネガティブなことを考えないようにしましょう。笑顔になるような、楽しくポジティブなことに思いを巡らしましょう。どんなにひどい一日だったとしても、いつもなにかよい面があるはずです。

D. 健康的なルーチンを導入する

睡眠衛生は、脳が健康的に眠りに入るように準備することが基本です。新生児の親は、赤ちゃんを寝かせる前に「儀式」とでも呼べるものをして、その脳を整えるようにすることが勧められています。似たようなことが大人にも起こります。シャワーを浴びる、軽い本を読む、ハーブティーを飲む、瞑想や祈りをする、音楽を聴く、気分転換になるドラマを見る。それらは、深い眠りに入る前に心を整える「儀式」になります。

二つの友、あるいは敵

夜間の過度な運動に気をつけましょう。コルチゾールが放出されて深く眠れるようになる人もいる反面、目が覚めて眠れなくなる人もいます。

重い夕食とアルコールは休息の邪魔をします。睡眠前のコーヒーやお茶や刺激物も危険です。

E. 電気を消して眠る

こう言うと驚くかもしれません。夏場は窓を開けたまま寝て、朝窓から太陽の光が入ってくるとすぐに目が覚めるというように明るさを利用している人も多いのではないでしょうか。朝早く目が覚めても気にならなければ問題ありません。問題なのは、テレビのセンサーや、スマホの通知や、廊下の常夜灯など、部屋のどこかに明かりがついているということです。どんなに小さくてほとんど感じられないような光でも、メラトニンの生成に有害な影響を与えます。

六、気分は態度によって変わる

どんな状況にあっても、それに対応する前のこちらの態度がその状況にどう対応するかを決めます。面接やデート、試験など、それらにどういう態度で臨むのかが、その結果を大きく左右します。過大な期待を抱いたためにかえって大きく落胆するのを避けようとして、常に「最悪の結果を考える」ことを好む人がいます。そうすると、

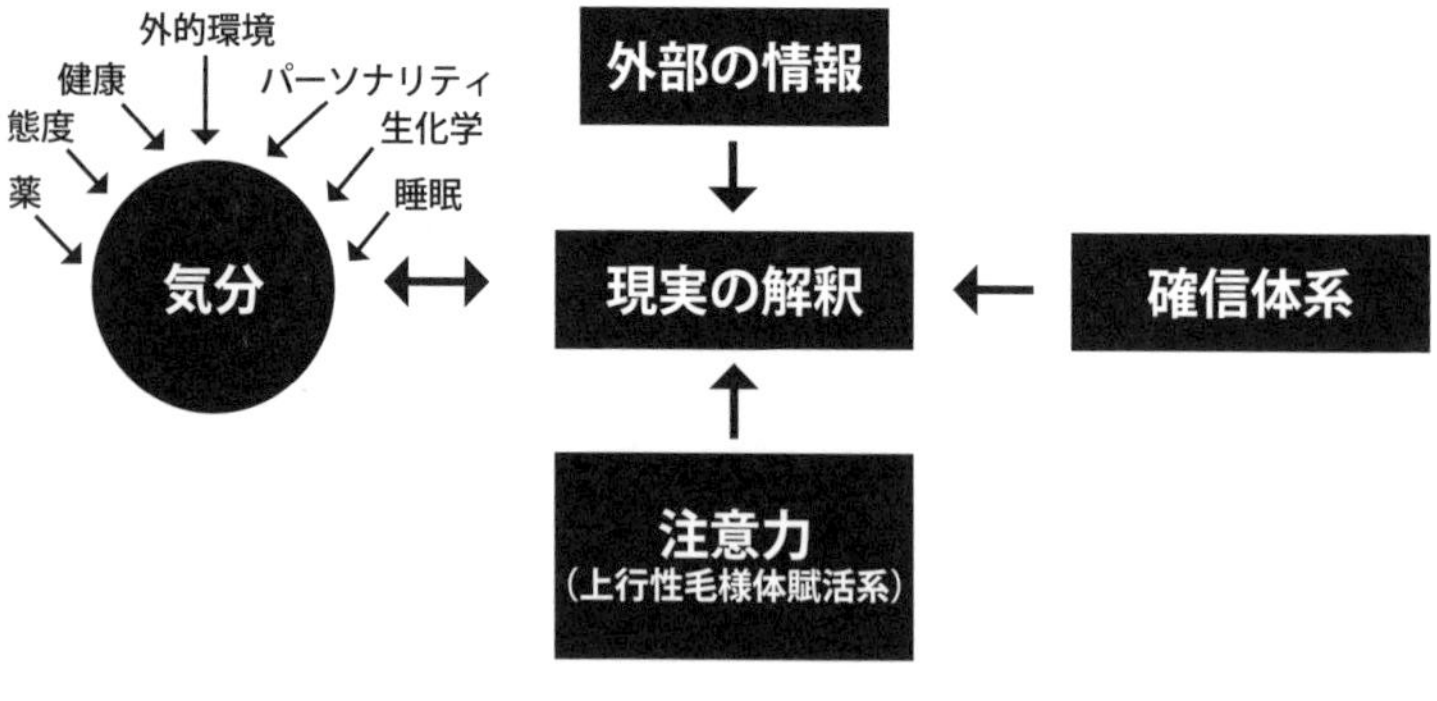

思いがけないことが起こってもショックが少ないことは確かです。しかし、脳は行動の際にポジティブな見方をすることで、驚くほど活性化されることがわかっています。

態度とは人生とどのように向き合うかを決める決断です。決断なので、努力すれば改善することができます。

態度は気分を強く活性化します。どんな態度もとらないという抑うつ状態に陥っている自分に気づくときもあります。しかし私たちが知っているように、苦しんだり、病気になったり、痛みを感じたりする人でも、たとえつらくても、できる限りの努力を傾け気分を快活にしようと決意するや否や、物事が少しずつ改善していきます。

注意力　上行性網様体賦活系（ＡＲＡＳ）

真の発見とは、新しい土地を探しに行くことにあるのではなく、古い土地を新しい目で見ることを学ぶことにある。

マルセル・プルースト

上行性網様体賦活系とは長ったらしい名前ですが、本当に興味深く刺激的な脳の場所です。

その日、私の人生が変わった。ソマリー・マム

　私は医学部を卒業し、専門を決めるためのＭＩＲ試験を受験しました。マドリッドの精神科に志願するため保健省に行く数日前、大学の仲良しの友人と話しました。彼女は破天荒で興味深い計画を私に提案しました。それは、志願を撤回して―一年後にもう一度受けられますが―、カンボジアに行き、彼女がかなり以前から家族とともに活動していたＮＧＯで働くことでした。そのアイデアは私を虜にしました。保険省の画面に私の番号が表示される数分前に、私は立ち上がり、その場を離れました。両親に電話しましたが、両親は唖然としてこの決断を信じられませんでした。それからの数日間、旅行の計画を練ることに専念しました。

　私は、それまでカンボジアの歴史もカンボジア人の暮らしもよく知りませんでした。マドリッドのセラーノ通りにある、旅行の本などを扱っている本屋に行き、仏教文化やカンボジアの歴史、東南アジアの伝統などについての本を数冊買いました。その時、一冊の本が目に留まりました。ソマリー・マムの『無実の沈黙』です。著者の人生がざっと紹介されていました。彼女はカンボジアの売春ネットワークに売られ、顧客と恋に落ちて自由になるまで十年以上働いていました。その後、人身売買、性的虐待や売春との闘いの分野で世界をリードするＮＧＯを設立しました。献辞はソフィア王妃に宛てられていました。「ソフィア王妃へ。あなたの絶え間ない隣人への配慮に感謝します。私に戦

い続ける力を与えてくれたのはあなたでした。」

　私はその本を買いました。その本には、道徳のまったくない世界でのレイプや暴行が描かれていました。それまで読んだ中で、最もつらい本でした。私の中に、この歴戦の女闘士に対する大きな関心が生まれました。この本を読みながら、ソマリーはまだ過去のトラウマや傷を完全に克服できていないと感じました。ある少女を解放した経過を語る仕方に、まだ癒されていない痛みが表れていたのです。

　ソマリーの居場所を探そうと、ネットで調べてみました。彼女のウェブサイト、財団などなど。何度かメールを書きましたが、返信はありませんでした。この悲惨な現実を糾弾するために、欧米のいくつかの国を旅していたと知っていました。私は彼女に協力しようと決心しましたが、そのためには本人と会わねばなりません。いつか「彼女に遭遇する」ことができるなら何でもする覚悟でした。最初の一歩は明らか。カンボジアへ飛ぶことでした。

　マドリッド‐ロンドン‐バンコク‐プノンペンのルートを考えました。ロンドンでは嵐で着陸が二時間遅れたため、タイ行きの飛行機を逃してしまいました。空港のホテルに泊まり、翌朝に他社の飛行機が割り当てられました。搭乗口に行くと、空港で荷物がなくなったと告げられました。荷物が現れるまで待つか、目的地でクレームをつけるか選ぶようにと言われたので、私は後者を選びました。カンボジアでの支援を決意した私にとって、スーツケースの一つや二つを失うことは問題にはなりません。

バンコクに着きました。そこで六時間待ったあと、プノンペン行きの飛行機に乗れました。プノンペンに着くと、さっそく荷物のクレームをつけました。私の隣では、カンボジア人の女性が荷物のクレームをつけていました。私は彼女をじっと見ました。本の作者、ソマリーによく似ていましたが、私はそれまでカンボジア人の顔を見たことがありませんでした。念のため、本を取り出してカウンターに置いてみました。

「私の本をお持ちなの」と、その人は英語で私に尋ねました。

目を疑いました。彼女でした!背筋がゾクッとしました。ラッキー!。寝不足で感情が高ぶっていたので、慌てて緊張しながらも、彼女を探しにカンボジアに来ていること、彼女のプロジェクトのお手伝いをしたいと考えていることを伝えました。彼女は私を信用しませんでした（※3）。周りに目をやりました。ボディガードの男を連れていました。感動的な瞬間でしたが、あやうくこれ以上ないチャンスを逃すところでした。

「あなたは誰かをとても愛しています」と私は付け加えました。

「誰を」と私に聞きました。

「ソフィア王妃を」と答えると、私をじっと見つめました。

「彼女をご存じなの。」

「王妃を知らない人はいません。」

とうとう私に優しく微笑んで言いました。

「これは私の携帯よ。明日電話してちょうだい。」

その摂理的な出会いの後、私はソマリーがかつて自分のいた場所にいる女性たちを助けるために献身する筋金入りの闘士だと分かりました。彼女を通じて、私は売春や売春宿の世界に入り、ＨＩＶや性感染症の予防、レイプされたり虐待されたりした少女や若い女性の治療に当たりました。さらには、なんとソフィア王妃とも何度も直接お会いしました。王妃はソマリーに協力することを望んでおられましたので。

　私は肉体的な苦痛と、とりわけ精神的な苦悩に苛まれる地獄のような世界を知りました。正真正銘のトラウマを抱えた女性の世話をしましたが、その見返りとしてこの上ない満足感を得ました。それは、助けることができるという満足感、社会の最下層の人々の役に立っているという満足感、何も持っていない人に専門的で個人的な助けを与えるという満足感です。このような経験は、受け取る側よりも与える側を豊かにします。なぜなら、感謝の心を持つことを学び、持っているものの価値を発見し、苦しんでいる人を決してほっておかないことができるようになるからです。すべては、紛失した荷物のクレームをした空港での偶然の出会いのおかげです。偶然だったとは思えません。そのおかげで私の人生が変わりました。今となっては、飛行機に乗り遅れたことや失った荷物も素晴らしいことだったと思えます。

※3　ソマリーはマフィアや様々な組織に狙われ、迫害されてきました。近年、彼女の人生や仕事を批判する記事やインタビューが登場しています。このページでは、私が見たこと、彼女の財団での経験、私が協力したセラピー、そして彼女と私の個人的な関係について客観的に紹介します。

上行性毛様体賦活系（ARAS）

頭は各瞬間に数百万ビットもの情報を受け取っていますが、私たちが注意を向けるのは、関心があることか、願望や夢に関わるものだけです。

無数の刺激にさらされている中で、ＡＲＡＳはそれらをふるいに掛けて、すべての情報の中から私たちの目的、心配、さらに生存に関係のあるものを優先させます。もし脳がすべての刺激を取り入れ、処理するならば、人間は疲弊困憊してしまうでしょう。

妊娠中の女性が道を歩いていると、「うちの近所には乳母車がいっぱい！」と思ってしまうかもしれません。実際のところ、出生率が倍増したわけでないのですが、ただ彼女の脳は赤ちゃんに関係する事に「敏感」になっているだけです。興味のあるものがあれば、脳は受け取るすべての情報の中からそれを見つけ出そうとします。賃貸マンションを探しているなら、突如としてあちこちにポスターが目につき始めます。ある車種が気になっているときには、信号待ちのたびに出くわします。おそらく、それらのポスターや車は以前からあったのでしょうが、それを見る意図、もしくは能力がなかったのです。他の関心事で脳が一杯になっていたからです。

何かを強く渇望すると、それは見えるようになるでしょう。

これは、何かが起きてほしいと思いさえすれば、それが次の日に起きるという意味ではありません。ポイントは、脳に目標や願望を与えて、それが近くを通り過ぎる時に気づくようにするということです。問題は多くの人が自分が何を「熱望」しているのかを知らず、単に流されて生きていることです。多くの人に面白いことが起きないのは、起きて欲しいことを知らないという、とても単純な理由からです。

大きなことを思い浮かべ、考え、夢を見ましょう。そして、小さく行動しましょう。

健全に想像力を使いましょう。何かを心から望んで―ある程度現実的に―、はっきりとそれを思い浮かべるなら、あなたはそれを手にすることができます。心が夢を見るままにさせて、行動計画を立て実行に移しましょう。計画を立てることが基本です。計画も短期目標も無ければ、良いことは起こりません。バーナード・ショーの言葉を借りれば、空中に城を建てるのは勝手だが、その下に現実の基礎を作らないなら何の役にも立たないのです。思い浮かべましょう。夢を見ましょう。神経生物学的には、何かを強い期待感を持って想像すると、脳の中で驚くようなことが起こります。あなたの脳は、神経細胞の通常の働きを修正できる感情状態を引き出し、変容するのです。

人は自分に起こることを引き寄せます。

あなたが心から望んでいるものに気を配り、人の最も深い部分を覚醒させる大きな計画に―あるいは小さなものでも―情熱を注いでください。そうすれば、あなたの中で何かが起きているのを感じ始めるでしょう。安心感、信頼、喜びを勝ち取るでしょう。さらに驚くべきことに、あなたの脳が変化します。何かを強く望む状態を数日間保ち続けると、神経再生が活発になります。幹細胞が記憶と学習の領域である海馬に到達し、神経細胞に変身するのです。神経細胞を再生する方法はわずかしか知られていませんが、情熱と強い望みを持つことはその一つです。

すべての人間は、その気になれば、自分の脳を彫刻することができる（サンティアゴ・ラモン・イ・カハル）。

あなたの頭と体は、何か良いことが起こるかもしれないと予感すると、変容します。それは、具体的な目標を達成しようと神経質になることではなく ―人生ではあなたが自分が行きたいところにいつも行けるわけではありません― 、あなたの理想型に近づけるような精神的状態を達成するということです。目標にこだわりすぎると、逆効果をもたらす可能性があることを覚えておいてください。つまり、非常に特殊で具体的なこととの達成のみに執着すると、他の興味深い選択肢が見えなくなるということです。時には一歩引いて、より広い視点で見る必要、また場合によっては別の目標に変える必要があります。私たちは、いつも自分に適した道を見つけ自分の理想型に近づいていくために、「シグナル」 ―もっと適切な言い方があるかもしれませんが― を受けているのです。

ＡＲＡＳ活性化のための助言

▼毎朝、目が覚めたら、ベッドの中か、あるいは起きてコーヒーを飲みながら、その日の目標を探してください。それはたわいのないこと ―誰かと話す、会話をする、電話をかける― であったり、自分を発奮させる ―脳を最適な感情状態にする― より重要な目標であったりするのかもしれません。

▼願望と落ち着きと自信を持って、その目標を達成するときのことを想像してみてください。それを感じて、喜び、楽しみましょう。でも、少しの間だけです。想像力をもてあそんで、時間を無駄にしないように気をつけてください。

▼目標に近づくための第一歩を考え、簡単な計画を立てましょう。元気を出しましょう。もう少しで手に入れます。達成をより容易にするＡＲＳＡを活性化したのですから。

頭を開放することが第一歩です。注意力 ―そして特にＡＲＡＳ― をしっかり働かせないなら、可能性は広がりません。反対に、積極的にものごとを受け入れるという態度をとり、楽観と自信をもって生活するならば、自分に起こることを理解し、それに意味を見出すことができるでしょう。

ここで問題が一つあります。それは、現代の世界では、人は自分に起こることに注意を払わず、何にも驚かなくなったことです。現代人はもう一度、落ち着いて好奇心を働かせ現実を見つめる必要があります。何事もよく見ていると、じきに興味が湧いてきます。そのためには、立ち止まって沈黙に耳を傾ける必要があります。沈黙とは音がないことではありません。それは、外の雑音を断ち切り、平和な心で人間の内面に目を向ける能力です。

子供と一緒に通りを歩いてみれば、あらゆるものが子供の注意を引くことに気づくでしょう。私の家から下の男の子の保育園までは五〇〇mもありません。連れて行くときには三〇分近くかかりますが、帰りは一人なので五分もかかりません。理由ですか。息子の注意を引くものがそこかしこにあるからです。パトカー、ゴミ収集車、バイクに乗った人、飛行機、カラーライト、店の窓、車から聞こえる大音量の音楽、すれ違ったり、挨拶したりする見知らぬ人たちなど・・・。

改めて現実を見ることを学ぶ

見つめることは愛すること。

エンリケ・ロハス

周りの現実を観察し、楽しんでください。何の気なしに見ていたものが、なにかとても魅力的に見えてくるでしょう。丹念に見ることで、再び興味と魅力が沸いてきます。新しい目で、厳しい目ではなく優しい目で、現実を見ることを学ばなければなりません。そのために必要なことは、しっかり見ることと驚くことです。

あなたに勧めます。仕事を、家族を、子供を、家を・・・もう一度見つめ直してください。

驚きを持って。もしかしたら、つい慣れっこになっていた細かい点に気づくかもしれないし、見落としていたよい面を再発見したりするかもしれません。これは人間関係において特に重要なことです。配偶者を、初めて見るような目で見てください。体つきや身振りを、その目を見てください。彼（彼女）が他人やあなたにどう接しているかに注意してください。好きになった人に決して慣れてしまわないように。マンネリに流されないためには、心配りが欠かせません。

何でも当たり前のように思って、無関心や退屈な目で現実を見、細部に注意を払わないでいると、いつも同じことにはまり込み、いつも否定的な考えをし、困難だ、解決不可能だと不平を鳴らすことになるでしょう。

エミリアのケース

エミリアは離婚して八年目の女性です。ホアンとは二〇年連れ添い、とても愛していました。二人には一九歳、一七歳、一六歳の三人の十代の子供がいました。関係はうまくいっていて、お互いを尊敬し愛し合っていて、どんな夫婦にもつきものの浮き沈みはありましたが、総じて安定した夫婦でした。

ホアンは、仕事の関係でよくアメリカに行くようになりました。ニューヨーク、マイアミ、ロサンゼルスで長い時間を過ごしました。エミリアはそれに文句を言っていました。というのは、かつては堅実な夫婦であったのに、関係が冷え込んできたことに気づいたからです。ある日ホアンは旅行から帰るとエミリアを座らせ、付き合っている女性がいると告げました。エミリアは彼を思いとどまるよう説得し、何人かのセラピストにホアンを連れて行きましたが、彼はすでに決断を下していました。相手は二七歳と若く、すでに妊娠していました。エミリアは、絶対にゆるせないと思いました。

最初の四年間は彼女にとって地獄でした。苦しみ、泣き、重度のうつ状態になりました。しかし、薬物療法によって病状はよくなり、徐々に薬を減らしていきました。外来に来た時には、上述したように、離婚から八年がたっていました。マドリッドの病院で研修医をしている二七歳の長女に付き添われてきました。娘は、母親が元に戻っていない、何年もたっているのにまだ何もやる気がないと話しました。またいつも誰に対しても否定的なコメントをし、厳しく裁き、周りを見下すとのことでした。本人は悲しんでも落ち込んでもいないと言いますが、他人を批判したり裁いたりすることしか口にしません。とても些細なことにこだわり、何もかも気に入らないようです。あと二～三ヶ月で孫が生まれるので、子供たちは彼女の態度を心配しています。

エミリアに話しかけてみると、「人生に怒っている」人だと感じました。話し始めるや、ひっきりなしに不平を鳴らしました。天気について、マドリッドの交通事情について、また子供たちが非常にうるさいことについて。問診の間に、何についても誰についてもよく話すことはありませんでした。海の家のことを尋ねると ―娘によると、そこは風光明媚でとても居心地の良い場所とのこと―、一年の間にたくさんの埃がたまり、夏に行っても楽しくないと言いました。

母親になる娘さんのことを聞いてみたところ、こう言いました。

「子供が生まれたら私に頼らないでほしい。子供を産むには若すぎるってもう言ったのに。」

同行してきた娘は、母親が以前は本当に落ち込んでいた ―ずっと泣き続けて、ベッドで何日も過ごしていた― が、今彼女の行動で目につくのは絶え間ない不平不満だと言いました。

私はエミリアに自分の現実を別の目で見直すことが大切だと説明しました。彼女は驚いた顔をして、即座にこう言いました。

「私は完全に客観的ですよ。」

私は彼女に、幸せは現実をどう解釈するかにかかっていると繰り返しました。彼女のパーソナリティと幸せと確信の図を作成し、今は頭の中に批判と裁きがでんと座り込んでいると説明しました。良いことをイメージできず、驚きや同情、優しさをもって周りを見ることができないのです。

治療は十ヶ月続きました。過去の傷を乗り越えて、現在をそれほど憎まず、未来に希望が持てるようにサポートしました。険しい道のりでしたが、今では問題が現実をどう解釈するかにあることを了解しています。自分の注意力は「病気にかかっていた」と表現するまでになりました。

楽観主義者は話す時に相手の目を見て、心を通わせます。悲観主義者はうつむいて肩をすくめ、心を通わせません。

注意をぼんやりさせないように。集中するよう努めましょう。

スペインの哲学者ホセ・オルテガ・イ・ガセットは、現代の最も重要な思想家の一人です。『私は私と周囲の環境である』の著者である彼は、頭の中が思索で溢れているため、集中して考えられないという深刻な問題を抱えていました。ものを書くことができる頭の状態になるために、自分の中に閉じこもり、周囲の環境から隔離される必要がありました。そこで、暗がりの中、誰もいない家の長い廊下を散歩しました。考えが整理できると、机に座り、目の高さの壁にかけてある黒い布に自分の考えを書いていきました。そのようにして、廊下の暗がりで得た創造性を逃がさないようにしていました。

本当に集中しないといけない時、あなたはどんなテクニックを使いますか。

手に持っているスマホを手放して、目を上げて、新しい目と心をもって、何かに驚かされることを期待しながら見てみましょう！

今日では、多くの人が上行性網様体賦活系（ＡＲＡＳ）を塞がれています。その大きな理由の一つがスクリーンです。それに邪魔されて、周りに起こる「良いこと」に注意を払うのがとても難しくなっているのです。注意力を自在に制御することが鍵です。ひっきりなしに感覚をたたく刺激を遠ざけ、本当に価値のあるものに注意を向けることを学ばなければなりません。

神経可塑性と注意力

神経可塑性とは、神経細胞の結合を「再配線」する能力のことです。細胞間の新しい結合の確立から、脳が変化や状況、課題に適応する現象までに及びます。

ストレス、病気、遺伝、感染症、外傷、事故など様々な要因がこの能力に悪影響を及ぼします。ＡＲＡＳが活性化すると、いくつかの神経細胞がつながって、無数の刺激の中で最も重要で必要なものを把握しやすくなります。

> 私たちは何に注意しているかに応じて、またその注意の強度に応じて、脳を形づくっていきます。

神経細胞は、注意の集中の度合いに応じて働いています。どこに注意力を向けるかをコントロールできないとき、あるいは適切に集中できないときは、意志決定がとても難しくなります。幸いなことに、私たちを歪める心の自動機能を「解体」し、本当に望むものに注意を向けさせることは可能です。注意力は意志の行為なので、訓練して鍛えることができます。

意志を鍛えるためには、注意力をコントロールすることが必要です。

以下のことを始めてみましょう。

➤注意力を鍛えましょう。周囲にあるもののポジティブなことに注意を向けるようにしましょう。

➤今この瞬間を味わいましょう。味わうと言うのは、しばしば（五感から来る）感覚に慣れっこになって、感じるもの自体に注意を払わなくなるからです。オレンジ、バナナ、ハムを食べる時、どんな味がするのかを楽しんでください。匂い、食感、味を感じようとするのです。公園では、あえて目を閉じて、聴覚と嗅覚に集中してみましょう。音楽を聞くなら、気を紛らわせるだけに聞くのではなく、じっくり鑑賞してください。

➤はっきり決めること。自分の人生の主導権を握ってください。あなたの周囲で価値のあるもの、客観的に良いものを観察して、一分間、それについて肯定的なことを繰り返してください。驚かれると思います。人について、出来事について、状況について…やってみてください。たくさんの良いことに気づかないのは、頭のその部分が塞がれているからです。頭と体は深くつながっていることを忘れないでください。

➤薬は助けになりますが、決して唯一の解決策ではありません。改善の後押しをしてくれますが、再発しないためには、頭を変える必要があるのです。

第六章　感情と健康への影響

感情とは何か

それは、起伏のある情緒の状態です。生活環境や日々の出来事から、あるいは自分の性格から生まれる刺激に対しての身体の反応であり、その人がどんな人か、どのようにものを感じるのかを示します。

同じ事実からでも異なった感情が生まれ、日々の生活を明るくしたり暗くしたり、甘くしたり辛くしたりします。感情は心身の健康にも関係しています。例えば、「気分がいい」と言えば、幸福感や平和を感じます。「体調がいい」と言えばより健康になり、反対に「寂しい」と言えば孤独を経験します。

ポジティブ心理学

ポジティブ心理学という言葉は、一九九八年にアメリカの心理学者マーティン・セリグマンによって命名されました。人が刺激に対して見せる反応の仕方には、ポジティブな感情とネガティブな感情の二つがあります。そのどちらが支配し命令するかによって、どう考えどう行動するかが決まります。さらに掘り下げてみましょう。これまでよく研究されてきたのは、痛み、苦悩、不安、怒り、孤独などといったネガティブな感情です。ところが近年、ポジティブ心理学が登場してから、ポジティブな感情についての科学的研究が増えてきました。

もう一人注目すべき科学者は、神経心理学のリチャード・J・デイビッドソン博士です。博士はウィスコンシン大学マディソン校のヘルシー・マインド・センターの創設者であり所長です。この研究所で、人間の感情や行動、ポジティブな資質、例えば、優しさ、愛情、思いやり、愛などの研究をしています。研究の原点は一九九二年のダライ・ラマとの出会いでした。その際、ダライ・ラマは博士にこう尋ねたのです。

「あなたたちは、優しさや温かさや思いやりの心について、研究してみようと思ったことはありませんか。」

それ以来、人間のポジティブな感情についての研究を始めたのです。彼らのモットーは「健康な脳の土台は優しさ」です。

意外な研究対象

デービッド・スノードン博士とデボラ・D・ダナー博士は、米国のカトリック修道女一八〇人を対象に調査を行いました。これらの修道女は平均年齢二二歳という若さの時に自伝的なメモを書いていましたが、その六〇年後に調査対象になりました。研究者たちは、メモに表現されたポジティブな感情と長寿との間に相関関係があることを発見しました。ポジティブな感情が多かった人の九〇％は八五歳まで生存していましたが、少なかった人では三四％にとどまりました。さらに後日の調査では、ポジティブな感情が多かったグループの五四％が九四歳まで生存していたのに対し、少なかったグループでは十一％に過ぎませんでした。また、思考の表現がより豊かな修道女、あるいはより豊かな語彙をもつ修道女は、普通ならアルツハイマー病のリスクが約五〇％もある八五歳以降に、老人性認知症を発症する可能性が低いことも発見されました。

大多数が脳を献体とし、後で分析できるようにしたおかげで、参加者の死後も研究は続きました。その研究で得られた最大の発見は、病理と症状の間に明確な関係がなかったということです。つまり、脳に深刻な損傷を受けた修道女たちもいたのですが、その人たちの心身の健康状態は良好だったのです。その逆もまた然りで、老人性痴呆症の明らかな症状を示していた修道女たちの脳が無傷でした。さらに、最も健康的な脳は一〇〇年以上生きた修道女の脳であったという発見もありました。

不思議なことですが、スノードン博士がこの研究を始めたのはまったくの偶然でした。もともと彼は修道女たちの食生活とその老化への影響を調べるために修道院に来ました。調査のなか、驚くことに、修道女たちは、ストレスレベルが低く、喫煙も飲酒もしない、という彼の研究に最適な特徴を持った対象であることに気づきました。一〇〇歳を越えた七人の修道女たちは「マグニフィセント・セブン（すばらしい七人）」と呼ばれていました。この研究は大きな関心を引き起こし、約五〇〇万ユーロ（日本円に換算して約六億五千万円）の政府補助金を受けることになりました。

> 非常に興味深い結論に至りました。老衰や精神的な老化は、たとえ後期高齢者になっても避けることができるようです。鍵はポジティブな感情にあります。

主要な感情

様々な国や団体の多くの研究者が、この問題を掘り下げ、共通の見解を得るために種々の感情を詳細に分析してきました。アメリカの心理学者ポール・エクマン―ピクサーの映画『インサイドアウト』のアドバイザー―は、感情について、そして感じていることをどのように表現するか、つまり顔や体の表情をどのように作るかについて徹底的に研究しました。悲しい時に肩をすくめるのはなぜか。嫌悪感を感じるときと恐怖を経験したときではなぜジェスチャーが違うのか。

エクマンは、顔の四二の筋肉に加えて頭と目の筋肉の動きを測定する分類法であるフェイシャル・アクション・コーディング・システム（ＦＡＣＳ）を作成しました。こうして彼は一九七二年に、六つの普遍的な顔の表情があることを、そしてそれは自分が六つの基本的または衝動的な感情（怒り、嫌悪感、恐怖、喜び、悲しみ、驚き）と考えているものとつながっていると主張しました。

感情の分子

これは極めて興味を引かれる分野です。二〇一三年に亡くなったアメリカの神経科学者、キャンディス・Ｂ・パートは、ＮＩＨ（国立精神衛生研究所）の所長で、ベストセラー『感情の分子』の著者です。その本では、感情の分子がどのように健康に影響するかが扱われており、心と体の関連についての研究においてまさに革命を引き起こしました。オピオイド受容体を発見したのは彼女です。

パート女史の発見を簡単に説明しましょう。オピオイド受容体は細胞膜の表面に存在し、特定の分子と鍵と鍵穴のようにぴったり結合します。受容体に到達するこれらの分子は、神経ペプチドと呼ばれています。神経ペプチドが感情の基盤となります。

興味深いのは、各感情がこれらの神経ペプチドの生産を活発にするということです。細胞膜の受容体が、感情の分子―神経ペプチド―を受け取ると、細胞の内部にメッセージを伝えます。このメッセージにより、細胞の振動数や生化学が変化し、その振る舞いが変わります。

その細胞の振る舞いというのはどんなものでしょうか。それは、新しいタンパク質の合成や細胞分裂、また細胞膜にあるイオンチャネルの開閉のことです。また、エピジェネティクスと言って、各細胞が共通に持っている遺伝子の中で使う部分と使わない部分に目印をつけることも含まれます。言い換えれば、これらの神経ペプチドは、私たちの生理、行動、さらには遺伝子に影響するメカニズムとして作用します。細胞の「歴史」の一部は、感情の神経ペプチドが細胞膜に送る信号に由来しています。

パート博士の言葉を借りれば、「ペプチドと呼ばれる神経伝達物質は、感情的なメッセージを伝えます。私たちの気持ちが変化すると、種々のペプチドは全身と脳を巡ります。それらは文字通り、体内のすべての細胞の化学反応を変えるのです。」

これらの発見などにより、現在博士は精神神経免疫学の創始者と考えられています。

病気は感情と密接な関連があります。一つの感情が表現されると体が反応します。感情が否定されたり押さえられたりすると、閉じ込められたようになり、体に深刻なダメージを与えてしまいます。パート博士が言うように、あらゆる感情は体に生化学的な影響を与えるのです。

感情を飲み込む者は溺れる

スペイン語のことわざに、「たくさん飲み込む者は、ついには溺れる」というのがあります。これまで、健康と行動における思考と感情の重要性を見てきました。一つの具体例を見てみましょう。

誰かに「ひどい服装ね」と言われたとしましょう。あなたはどう答えるでしょうか。

▼「あなたこそひどい格好ね」と答える。

▼すべての感情を押さえ、憤慨し、悲しみ、反芻する。「何でこんなことを言われたんだろう。私そんなにひどくないのに・・・。何か恨みでもあるのかな。服装を変えた方が良かったのかな。」

▼どう答えていいかわからず、考えないで無視する。無かったことにする。

▼「私は好きよ。オリジナルで人と違ったものが好きなの。」

それぞれの反応は、体にも細胞にも、そしてもちろん心にも異なる影響を与えます。最初の答え方、つまり、衝動的、直接的、攻撃的な答え方をするなら、体への影響はないかもしれませんが、友人を失い、人間関係が壊れたり、難しくなったりします。二番目と三番目の答え方をすると病んでしまいます。そのようにネガティブな感情を黙らせたり塞いだりすると、身体と精神の健康に悪影響を与えます。フロイトによれば、「抑圧された感情は死なない。生き埋めにされ、後で最悪の形で表に出てくる。」最も健康的なのは、最後の答え方です。ただ、いつも最善の振る舞い方や答え方ができるわけではありません。性格や状況のせいで、思いもよらない行動や不適切な行動をしてしまい、後になって初めて気づくこともあります。

私たちは、感情を押さえつけ、消し去ることが求められる社会に生きています。感情を表すことが、弱さの証拠のように、あるいは強さの不足のように見えるからです。自分が感じていることを表すことが、特に激しい感情の発露が伴う場合に、不適切に思われることがあります。

頭脳と感情を相手に仕事をしている私たち精神科医は、感情を抑圧することはそれを拒絶することに等しいことを知っています。そうすると、感情は潜在意識の中に押さえ込まれてしまいます。押さえ込まれた感情は後でいろいろな形で出現し、心のバランスをひどく乱すことがあっても不思議ではありません。明らかな例として、妊娠中や出産後など、女性の脆弱性が現れる時期に発生するうつ病があります。

他人にどう思われるかを気にしたり、笑われるのを恐れたり、どう表現していいかがわからなかったりして、感じたことを胸に押し込めておくと、結果的に害を与えてしまいます。感情が積み重なり、私たち自身を傷つけ、心身を暗くする影のようなものになるのです。

感情を上手に表すことを学ぼう

感情表現が上手にできないとき、相手こそこちらが受けた心の傷に気づくべきだと思いがちです。実際のところ、裁いたり、批判したり、傷つけたりする人のほとんどは、悪意をもっているわけではません。相手を傷つけているという自覚さえないこともあります。他人を怒らせたり煽ったりして楽しんでいる人が中にはいますが、それはごく少数です。そのような人は、例えば重度のパーソナリティ障害かもしれません。俗にサイコパスと呼ばれる反社会性障害の人は、人を傷つけることを楽しみ、傷つけるつもりで行動しています。

一方で、他人の発言や行為に対してとても感じやすく、傷つきやすい人もいます。彼らは非常に敏感な心の皮膚を持っていると言えます。わずかなことにも傷つくので、注意して接しなければなりません。

ベアトリスとルイスのケース

ベアトリスとルイスは結婚して六年になります。三歳と一歳の双子の三人の幼い子供がいます。ルイスは長年建築の仕事をし、しばしば出張にでかけますが、経済危機後はかなり苦しんでいます。転職し、今ではフリーランスの案件を受け入れて給料アップを図っています。ルイスはまっすぐで衝動的、迅速かつ要領がよく、そして完璧主義者です。細かいところまで注意を払い、すべて順調なことを好みます。物事をはっきりと見て、常に自分の気持ちを表しています。他方、ベアトリスはインテリアの仕事をしています。二人はスペイン北部にある文化財建造物の改築プロジェクトで出会い、すぐに婚約し結婚しました。彼女は四人姉妹の長女で、姉妹や母と仲の良い関係を保っています。繊細な神経の持ち主でした。父親は長年腎臓を患っており、そのため彼女はたえず母親を助けてきました。誰も心配させないように、悪いことはすべて「飲み込む」傾向があります。

ベアトリスが外来に来たとき、数ヶ月前から悲しく、無気力で、力がでないと訴えました。自身はそのことを双子の誕生と結びつけて考えていますが、すでに一年が経つのに、落ち込んだままです。何をしても楽しくなく、ルイスが仕事をしている時間は、部屋に閉じこもって泣いていました。子供たちの前ではごまかそうと努めています。

夫が疲れて、少し苛ついて―お金がなかなか稼げないので―帰宅し、おもちゃが床に転がり、部屋は散らかっていて、子供たちが泣いているのを見ると、大声を出してすぐに片付けて子どもたちは早く食事するように、また静かにニュースを見たいので邪魔しないでくれと叫びます。

ベアトリスは静かに何も言わず、片付け、きれいにし、食事を作り、子供たちを寝かしつけると、あとはただ泣くだけです。ルイスはそれに気づかず、自分の仕事や悩みに没頭しています。ベアトリスは黙っています。何も言わないのは、どう言っていいかわからないから、苦しみを表現できないからなのです。

初診の時、ベアトリスは数日前に過敏性腸症候群（※1）と診断されたことを教えてくれました。詳細な問診をする中で、家族の話をしてくれました。争いを避けるために、夫にも親しい人にも、誰にも反抗できなかったと認めました。言い返したり、別の意見を主張したりするよりも、波風を立てない方を好みます。最近では、消化器症状以外に、めまいやふらつきも起こるようになりました。精神的には何も面白いことはなく、記憶障害や集中力の欠如があります。

ルイスを交えて三人で話しました。ルイスは奥さんがどうしてこのような状態になったのか理解していませんでした。妻は心が広く、決して怒らない人だ、また自分は爆発的な性格であるけれども、妻とは相性が良いと言いました。私は二人を別々にして、図を使いながら、外部からの刺激が彼らの心や感情や行動にどのように影響するのかを説明しました。ベアトリスには夫の怒鳴り声とイライラが、ルイスには経済的・職業的な欲求不満が問題だ、と。互いに相手の心を理解し合えるように、相手の性格図を見せて、関係改善のための極めて具体的な指針を示して指導しました。

数ヶ月の治療後、ベアトリスは改善しました。気分改善のために抗うつ薬を処方したところ、身体症状の改善がみられました。ルイスには、衝動性を抑えるために気分安定薬を処方しました。心理療法を行うと、関係は目に見えて改善しました。それぞれが相手のことをよりよく理解できるようになり、何よりも健全な方法で自分の感情を管理できるようになりました。

※1　過敏性腸症候群（ＩＢＳ）は、腹痛や腸のリズムの変調を特徴とします。重要な感情心理学的要素を持つことが知られていますが、正確なメカニズムは不明です。腸は、神経やホルモンのプロセスを通じて、脳とつながっています。ストレスや心配事、悲しみに直面すると、これらの受容体が敏感になり、症状を悪化させます。女性の方に多く見られます。月に三日以上の症状がおよそ三ヶ月続いた場合に診断されます。腹痛、腹部膨隆、腹部膨満感、ガス、リズムの変化からなり、下痢と便秘の両方の症状があります。

この例でも分かるように、こちらの気持ちを表現しないと、周囲の人は自分が加害者であることに気づかない可能性が高いです。一般的に女性は男性よりも感じやすく、なんでも考え込みやすく、余計に苦しみます。さらに、多くの場合、夫が ―時間や注意や適性の不足のため、またはそれらのすべての不足のために― 苦しむ妻の訴えの兆候を読み取れないために悪化してしまいます。男性は女性ほど感情的ではなく、より現実的です。現代の文化の中では、男性よりも女性の方が愛や感情、表現を伝える能力が高いです。もちろん、何事にも例外がありますが、通常、私が外来でしばしば遭遇する現実はこれです。

頭に浮かんだことや感じたことをすぐに言うのが良いとは言いませんが、一緒に暮らしている人に、こちらを傷つけていることについて全く話さないというのは賢明ではありません。重要なことは、自分の感情を表に出す必要がある状況と、内面の平和と外部の調和を守るために沈黙している方が良い状況とのバランスを取ることです。

抑圧された感情はどうなるのか

どこかのタイミングで裏口から戻ってきて、体や心の病気になって現れます。健全な感情処理ができないまま、過去に囚われたままの人は「神経症的」と考えられています。この人々は、乗り越えられなかったり消化不良になったりした出来事が思考や感情に押しつぶされ、性格が病的で心身を枯渇させるものに変わります。

ポジティブな感情が寿命を延ばし、病気の発症を防いだり、癒しに貢献することはすでに見てきました。一方、ネガティブな感情は、病気の出現を促進することがあります。

エミリオのケース

エミリオはある日、十四歳の娘の診断と治療について相談するために、私の外来を訪れました。その子はいじめが原因で気分障害や行動の変化が生じ、数ヶ月間セラピーを受けていました。

妻との同伴を避けていますが、それは彼女が心理学に関するものはすべて無意味と考え、娘にセラピーは必要ないと言い張るからです。エミリオは冷たい挨拶をして席につきました。このような場合、和やかな雰囲気になるまで、たわいのないことを話すようにようにしています。数分後に、私は娘さんのことや、娘さんがどれだけ彼のことを慕い、愛しているかを話し始めました。突然、彼の声が少し途切れ、話題を変えました。

そこで「感動しましたか」と彼に聞きました。

「感動したり、何かに強い感情を感じるのがいやなのです。それは弱さの表れであって、感傷的な人は人生では成功しませんから。」

「ああ、それは大きな間違いです。感傷的であることと情緒的であることは違うのです。」

その日を境に、エミリオとの非常に興味深いセラピーが始まりました。彼は生い立ちを語ってくれました。裕福な家庭の出身で、父親はアメリカ人、母親はスペイン人。母親は冷たく理性的で、家庭内での愛情表現を許しませんでした。彼の家では、両親間に、愛情のこもったジェスチャー、ハグ、愛撫、「愛してるよ」という言葉さえありませんでした。

子供の頃、よく話をする隣人がいましたが、引っ越して以降、人に心を許すことはありませんでした。不思議なことに、三〇年以上会っていないこの隣人の話をした日、彼は感極まって泣いたのです。彼には、診察は泣いてもいい場だと伝えました。誰も裁かないし、批判もしません。涙は苦悩から解放する大きな力を持っているのです。

なぜ泣くのか

感情的な理由で泣くのは人間だけということを忘れないようにしましょう。他の人が泣いているのを見ると、向社会的な感情や行動（注。向社会的行動とは他人のために無私の心で行う行動）が起こり、その人に共感するようになります。したがって、歴史のある時点、ホモ・サピエンスの進化の中で、涙がこの感情状態を表現するものになっていったと考えることができます。

体は、平均年間一〇〇リットル以上の涙を出しています。泣いたことを覚えていない人たちがいることを考えると、何百リットルも泣いている人たちがいるということになります。涙には三つのタイプがあります。目を潤すのに役立つ涙、異物、ほこり、ガスなどから目を守る涙、そして感情的な涙です。

感情的な涙は、体が警戒状態 ―悲しみ、苦悩、危険― を察知した時、それに反応して目から流れでます。同時に、心拍数の上昇や頬の紅潮が生じます。

うまく泣くことのメリット

二〇一三年、日本で「涙活（るいかつ）」という療法が始まりました。文化的・歴史的な理由から、日本は情緒の教育が最も少ない国の一つです。公に感情を表すことが許されません。この技法は、緊張や抑圧された感情を解放し、心のバランスを回復させるのに役立ちます。

泣くことを基本としたグループ療法です。一人でしないのは、閉じこもって一人で泣いて落ち着くことがうつ状態と似ているからです。最初の涙活は、二〇一三年に元漁師の寺井広樹さんが主催しました。

やり方は以下のとおりです。感情移入度の高いビデオやCM、ショートフィルムなどを二〇～三〇人程度の部屋で、涙を流すまで上映します。時間は約四〇分です。その結果、人々はすっきりと気分が改善されて部屋を出るのです。

ウィリアム・フレイという研究者は数年前、苦悩や過度の悲しみのために激しく泣いた後の涙の生化学的な成分を研究しました。すると高いレベルのコルチゾールが見つかりました。泣く訓練の後に解放感を感じるのはこのためです。かなりの量のコルチゾールが取り除かれることで、ストレスや不快感が和らぐというわけです。

感情を押し殺すと現れる心身の症状

感情が身体の病気に変わるとき、心身症と呼ばれるものになります。心身症とは、心に起因して、体に影響が及ぶ病気のことをいいます。

人は恥ずかしい場面で、頬が赤くなります。これは不随意運動で、意識的に制御できません。口論するなら、血圧が上がることがあります。学会や試験や展示会が始まる前には、脈が速くなったり異常に汗をかいたりします。

慢性的なストレスや不安、うつ病の人は、かなりの割合で、片頭痛や腰痛、痙攣、胃腸障害、めまいやしびれなどの身体症状が現れます。体に現れた疾患が、外科手術を要する潰瘍を伴う胃炎や、神経学的疾患や腫瘍など、重篤な病気である場合に問題となります。

主な心身症には、以下のような病気があります。

- 神経系に関連。片頭痛、頭痛、めまい、吐き気、しびれ、麻痺。
- 五官に関連。複視、心因性視力障害、失語症。

- ➤循環器系に関連。頻脈、動悸。
- ➤呼吸器系に関連。胸部圧迫感、息切れ感。
- ➤消化器系に関連。下痢、便秘、嘔吐、胸やけ、咽頭違和感、嚥下困難。

とても大切なことは、病気が発症するずっと前から、体は不快感やだるさ、痛みなどの警告信号を発信しています。これらの症状は、バランスや平穏を求めて絶えず情報を伝える体からのメッセージなのです。

何もかもめまぐるしく変化する、スピードと焦燥の時代に生きている私たちは、内面の声に耳を傾けることを怠るため、何かがおかしいと警告しているそれらの兆候に気づかなかったり、それを黙らせたりしてしまうのです。

これらの兆候は、後で生じる病気を予防するため、あるいは少なくとも症状の悪化を食い止めるために欠かせないものです。体には二重の機能があります。一つは頭の訴えを聞くことで、もう一つは痛みや不快感、気がかりや不調などを通して私たちに警笛を鳴らすことです。

私はよく「不安は頭と体の熱」と言います。不安が生じるのは、周囲に危険が発生していることや、対処能力を超えた過剰な活動や感情、状況を体に強いていることを警告するためです。したがって、不快感や痛みは、何かが私たちを傷つけている、あるいは脅かしていることに、または頭と体が過重な重荷に圧迫されていることに気づいてくれと、大声で訴えていると言えます。

兆候を無視することは、健康を害しバランスを崩す第一歩

不快感の中には、生活習慣が原因である場合もあります。例えば、不健康な食事や無秩序な睡眠、運動不足や正しくない姿勢といった習慣です。もし自分の生活を吟味することができれば、正しい道を歩むことができます。その吟味は、肩の力を抜いて気を落にしてください。正直に自分の人生を反省し、何を目指して生きているのか、どういう進歩があったのかを考えるために、ある程度の時間をとるべきです。体を感覚的に調べ、何らかの信号を送っているかどうかを見て、どういう原因があり得るのかを探ってみてください。時には専門家、つまり医師や頭と体のつながりを知っている人の力を借りることが、大きな助けになるでしょう。

最近の医学の進歩によって、感情と病気の関係を示す明らかな例が分かってきました。皮膚科では、ある皮膚疾患が、憤り、フラストレーション、不安、罪悪感を背負っている人に多いことが報告されています。循環器科では、攻撃的な人、競争的な人、時間に追われている人（※2）に心臓発作が多いことが示されています。

消化器科では、たとえば試験や面接に対する不安などの感情と消化性潰瘍による胃腸の痛みとの間に相関関係が見られます。しかし、頭と体の関係が深く研究されているのは、疑い

※2　7章で詳しく説明します。

なく腫瘍学の分野です。

アメリカの臨床心理学者ローレンス・ルシャンはがん患者を分析し、うつ病とがんの発生との間に非常に密接な関係があることを明らかにしました。調査対象となった人の多くは、親しい人との関係の崩壊によって打ちのめされ、その感情を抑えようとしていました。これらの抑圧された感情は神経ホルモンのバランスを変化させ、免疫反応に悪影響を与えました。がんについては、のちほど詳しく述べます。

トマスのケース

十六歳のトマスが診察に来ました。三人兄弟の長男。優秀な学生で、父親は建築家、母親は専業主婦です。一年半前から視力の問題を抱えていました。事の発端は、ある日の授業で黒板がぼやけていることに気づいたことでした。先生に訴え、午後から母親に伴われて救急外来を受診し、調節痙攣と診断されました。目薬を処方され帰宅しました。数日間は少し軽快していましたが、ある日の授業中に何も見えなくなりました。セカンドオピニオンを求めて別の専門医のところに行きました。いくつかの検査を受けましたが、悪化するばかりでした。検査のたびに視力が変わり、原因がはっきりしないとのことでした。

神経内科を含めた数人の専門医に診てもらい、CTとMRIを受けましたが、結果は全く問題はなく、そのため精神科への紹介となったのです。診察室でトマスに会った時、「見えていない」のにとても落ち着いていることに驚きました。精神科医が「満ち足りた無関心（*la belle indifference*）」と呼ぶ状態でした。本人は見えないことに慣れてしまったので、気にしていないと言っていました。両親との面談によって、彼が完璧主義者で、とても融通の利かない性格であることが分かりました。自分に多くを要求し、間違いを許さず、より先に進むためにしっかり授業の予習をし、いつももっと多く学びたいと望み、年齢と成熟度をはるかに超えるものを「見る」ことを求めていました。そして突然、体が彼にブレーキを掛けたのです。彼は何ヶ月もセラピーを受けて、自己認識と感情のコントロールの仕方に取り組みました。こうして視力は少しずつ回復し、再発はありませんでした。

感情的な原因で話せなくなったり、目が見えなくなったり、歩けなくなった症例を多く知っています。体は馬鹿ではないのです。当直をし始めた頃、突然職場で歩けなくなった三八歳の女性が来ました。整形外科医と神経内科医は、身体的疾患ではないとしました。彼女は精神科に紹介され、数回のセッションと治療で、脚が動くようになりました。このケースは、私が頭と体の関係を深めたいと思うようになったきっかけの一つでした。

健康の鍵である心の姿勢

ここまで私たちの思考が、気分や外界の捉え方や健康に対して重要な役割を持つことをお話してきました。

適切で健全な心の姿勢を保つことは、すぐに使える最も強力な自然薬ですが、おそらくほとんど考慮されていません。医学部の六年の課程において、この問題は全く取り上げられていません。とはいえ、私たち医師は、患者の心の姿勢がその予後において重要であることを十分に認識しています。臨床データによると、家族や友人、治療に携わる医療従事者といった、身近な人のポジティブな精神的支えは、疑うことのできない癒しの力を持っています。一方で、例えば、冠動脈疾患の治療において、患者が何を感じ、何を知覚し、何を信じるかは、食事や生活習慣と同じくらい重要です。

フリードマンとローゼンマンは、十年間で三五〇〇人の男性を対象に調査を行いました。二人はまず、被験者を二つのグループに分けました。タイプAは、柔軟性のない、せっかちな、時間に追われている人たち、タイプBはのんきで落ち着いた人たちでした。グループ分けした後、被験者の健康状態、喫煙の有無、運動量、血中コレステロール値、食生活を分析しました。そして、十年間被験者の経過を観察しました。その結果、身体的に健康だった被験者の二五〇人以上が心臓発作に見舞われました。食事や運動のデータは、結果の予測に役立たないことが分かりました。唯一予測可能な、診断に役立つデータは、精神的な気質の分類でした。タイプＡに分類された被験者は、喫煙、食事、運動に関係なく、タイプＢに分類された被験者よりも心臓発作の発生率が三倍高かったのです。

それで、がんはどうなる？

がんはストレスや感情と何らかの関係がありそうです。その過程は不明ですが、感情やストレスががんの発症の危険因子かもしれないと感じている科学者が増えています。もちろん、がんの病因は多様、複雑で、感情とがんを直接結びつける専門研究はまだありません。しかし、多くの苦しみを味わってきた人から、ある日重い病気だと診断されたと暗い顔をして告げられたという経験はありませんか。そのとき、心の中で「あれだけ色々苦しんできた人だから、可哀想だけど不思議じゃない」と思ったのではありませんか。

疫学者のデイヴィッド・バティが主導し、ユニバーシティ・カレッジ・ロンドンとエジンバラ大学とシドニー大学の間で行われた研究では、十年間に行われた十六の研究を分析しました。研究対象の十七万三三六三人のうち、がんで亡くなったのは四三五三人でした。その研究は、ある種のがんとホルモン成分および生活習慣との関連性を調べました。現在では、うつ病になるとコルチゾールが大量に分泌されてホルモンバランスが崩れることがわかっています。これにより、ＤＮＡの修復が妨げられ、免疫システムの正常な機能が阻害されます。その結果、うつ病や不安症の人は大腸がんの発生率が八〇％高く、膵臓がんや食道がんの発生率が二倍高いことがわかりました。ただしそのような圧倒的な数字に惑わされずに、注意深くデータを読む必要があります。一つの重要な事実を見落としてはなりません。それは、不安やうつ状態の人は、タバコやアルコールの消費が多く、肥満が多いということです。この三つは、最も多く、最も研究されているがんの要因です。

がんには複数の原因―環境、食品、有害な習慣、遺伝―が挙げられますが、最近では、感情も役割を果たしているという説が強くなってきています。したがって、腫瘍の発生には、多様な要因が共存しているはずと考えられます。すでに説明したように、コルチゾールは、異常に高いレベルが長期間続くと、細胞に有害な炎症反応を引き起こすホルモンです。二〇一七年七月に、最近までバルセロナ病院長だったペレ・ガスコン博士は、インタビューで「感情的な慢性ストレスは、がん発生の引き金となりえます」と認めました。

この腫瘍学者は、がんと神経精神系の関係における最も著名な研究者の一人です。その理論を簡単に説明してみましょう。そもそも、すべての腫瘍性疾患には非常に複雑な過程があります。このとても重大なテーマについては、どんな単純化も避けねばなりません。しかし、若干の簡単な説明をすることは、ある刺激に対して体がどう反応するか、そして心のバランスがいかに重要かを全体的に理解するために役立つと思います。

ご存知のように、コルチゾールはプロスタグランジンやサイトカインなどの物質を放出して炎症をおこします。また慢性的なストレス状況によって活性化されます。一方、がんは、体のある部分に定着し、増殖する悪性の細胞のかたまりです。がんが定着すると、体の防御機能である免疫システムが腫瘍への攻撃を止めて、腫瘍の「味方」になってしまうのです。

例えば、白血球の一種であるマクロファージは、体内の異物を取り込む役割があります。それは体に備わった防御反応の一部です。がんの場合には、その働きを止めて、がんのために「働く」のです。そうすると、免疫システムによる自傷行為が起こり、自分の体を攻撃します。

人体には、年齢や性別などによって異なりますが、五〇兆から百兆の細胞が存在します。細胞の周囲には血液があります。血液の組成が細胞の運命を左右します。血液をコントロールするのは何でしょうか。今まで見てきたように、神経ホルモン系が鍵を握っています。一つの興味深い研究結果があります。つまり、細胞を有毒の環境に持っていくと病気になり、健全な環境に置くと治るのです。細胞周囲の環境と細胞膜が受け取る情報が重要な役割を果たしているということです。

> 細胞に起こるのと同じように、細胞の塊である人 ―もちろん、それ以上のものですが― は有害な環境 ―敵対的な人や環境― にさらされるなら、病気になってしまいます。

気をつけましょう。好ましい環境にあるのに、心がそれを脅威と解釈してしまうと、警戒状態となり、まるでこれ以上ない有害な環境にあるかのように体や血液の組成に悪影響を与えてしまいます。頭と体は現実と想像を区別しないことを思い出してください。おおよそ普通の環境や状況であるのに、常に警戒しながら生活している人がいます。そのような人は、状況の不適切な認知によって、体も精神も有害な緊張状態に追い込んでいるのです。

私が現実の解釈の仕方を変えることができれば・・・現実は変わります。幸せは現実の解釈にかかっています。自分自身について、また周囲についての考えを変えることに抵抗しないことが不可欠です。それゆえ、ポジティブ思考を促進することには価値があり、もし頭と体によい効果があるならば、プラセボ効果に頼ることさえお薦めします。

転移で起こること

　私たちは今、科学的には仮説だらけの分野に入ります。患者の予後や生存率を左右する腫瘍の転移は、しばしば慢性的な痛みや腫れなどの兆候のない炎症がある部位で生じます。つまり、がんは炎症部位で広がり、成長し、進行していくのです。その微小環境で、がんは「とても快適に」感じ、成長し拡大していきます。すべての炎症が同じようにがんになる危険性があるわけではありません。扁桃炎や筋肉の炎症を伴った靭帯の断裂は、そのようなものではありません。喫煙者はタバコを吸うたびに気管支の細胞にダメージを与え、その部分に慢性的な炎症を起こします。この炎症は、ダメージを受けた部分を防御し保護するために起こるもので、本来的に健全でよいことです。喫煙の習慣とそれに伴う炎症が長期間にわたって維持されている場合、それと並んで肺がんの家族歴がある場合、そしてさらに重度な感情的問題が加わった場合、きわめて深刻ながんの候補者となります。もちろん、すべての喫煙者ががんになるわけではありませんが、タバコは強力な発がん性物質であることがわかっています。そのため、診察の際に患者さんは禁煙して何年経つかを聞かれます。それは、喫煙していた間に発生したすべての炎症が体に与え続けた傷害から回復するための時間を知るためです。

研究が進むにつれ、驚くべき結果が出てきています。がん細胞と神経系には直接の関係があることがわかってきました。つまり、アドレナリンやコルチゾールといった脳に関連する物質の受容体が、腫瘍細胞に存在するのです。感情や強いストレスは体を変化させますが、がん細胞にも影響を与えます。がんと頭 ―神経系、つまり感情系― の間には、直接的なやりとりがあるのです。

このような説明をしたのは読者を動揺させるためではありません。ただ、とても恐ろしく治療困難な病気と頭が強く繋がっているということを理解するのに役立ててもらいたいのです。

がんは免疫系と深い関係があります。ストレス、心配事、悲しみ、トラウマは、慢性的に体の防御を弱め、重篤な病気の発症を促します。これらの有害な感情は、生化学的・生理学的レベルに反映され、隠れた炎症状態を生み出します。

要するに、有害な感情それ自体でがんの原因になるわけではありませんが、慢性的な精神的ストレスはがんの原因となるものを生じさせたり、活性化したり、広げたりするということです。一体何が精神的ストレスの原因になるのでしょうか。それは、孤独、病気の親族、悪い人間関係、未消化のトラウマ、執拗な痛み、仕事上や経済的な問題などです。

思考をうまくコントロールすることで、体内の炎症のレベルを抑えられる可能性がとても高いと思われます。

感情を正しく管理するための簡単な指針

一、自分自身を知りましょう

何が自分を混乱させるのかを知りましょう。いつまでも感情が塞がれていると、問題の根源を理解するのが難しくなります。とにかく、知るようにしてください。また読書や、あなたを助けることができる人に相談してください。はじめの一歩を踏み出すことが肝心です。

二、自分の感情を識別しましょう

感じていることに名前を付けてください。怒りと恨みは違います。喜びと感動も違います。その際には、有害な感情を過大評価しないよう、あるがままを見ましょう。その分析は、すぐにあなたの体によい影響を与えます。

三、主張しましょう

他人を傷つけないように気をつけながら、思っていることを話してください。自分の感情を黙らせないで、信頼できる人に話しましょう。自分を表現することを学んでください。でも、話し始めたら止まらず言い過ぎてしまうようなら、気をつけてください。ゆっくり行きましょう。気持ちを吐き出すことによって、心の平和とバランスを取り戻すことができるようにする必要があります。

四、あなたの理想の自分になるのを恐れないで

自分の内部にある最も価値あるものを引き出すことを学びましょう。感情を押し殺してし

まうと、結局は自分について悲観的な見方をし、魅力のない人間となり、何事にも夢を持てなくなってしまいます。

五、他人の影響を取り締まりましょう

いつもあなたを傷つける有毒な人が誰かを見極めましょう。みんながそのようなことをするはずがないので、よく見極めてそういった人を遠ざけるようにしましょう。

誰でも皆、嫌悪感や無力感を経験したり、不安を感じたり、落胆したり、イライラしたり、恨みを募らせたりする時があります。このように、ネガティブな感情をたまに経験することは健全なことです。なぜかというと、私たちの周りでうまくいっていないことを知らせてくれ、それを変えるために行動を起こし、心と体のバランスを回復させてくれるからです。問題となるのは、ネガティブな感情が慢性化し、恒常的に気分を変えてしまうときです。

> 私たちの考え方や感じ方は、生活の質と量を左右します。

テロメア

テロメアとは、一九三〇年代にアメリカの生物学者で遺伝学者のヘルマン・ジョセフ・ミュラーによって発見された染色体の末端のことです。主な機能は、染色体に構造的な安定性を与えることで、染色体同士が絡み合ったりくっついたりするのを防いで、細胞分裂の鍵を握っ

ています。したがって、がんと大いに関係があります。がんは細胞分裂の異常を伴います。

テロメアは細胞の時計で、細胞が死ぬまでに分裂できる回数を決めています。細胞の老化のタイマーです。

オーストラリア生まれのアメリカ人である生化学者、エリザベス・ブラックバーンは、一九四八年にタスマニア島に生まれました。一九七五年にケンブリッジ大学で分子生物学の博士号を取得した後、最初にイェール大学で、後にカリフォルニア大学バークレー校で染色体のテロメアの研究を始めました。

ブラックバーン博士は、一九八四年にテロメラーゼという酵素を発見し、細胞分裂を研究するために人工テロメアを作り始めました。そして、テロメラーゼの量が少ないほどテロメアが小さくなり、その結果、病気や老化のリスクが高まり、細胞内の分裂可能数が減少することを発見しました。

ネガティブな習慣はテロメアの長さに影響を与えます。それは、ストレス、食べ物、肥満、運動不足、孤独、環境汚染、睡眠の問題のことです。

ブラックバーンは重度の神経疾患を持つ子供の母親という特定の

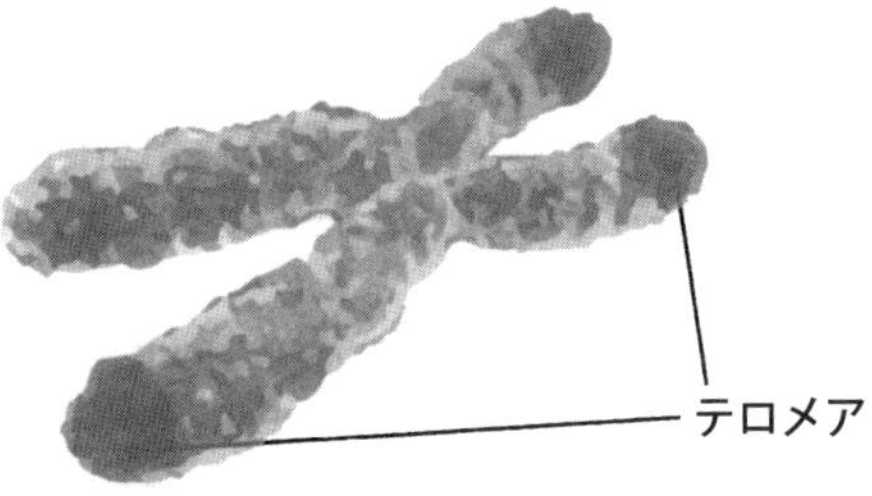

グループを対象にして、テロメラーゼの研究をしました。孤独な人はテロメラーゼ値が低く、その結果テロメアが減少することを発見しました。その母親たちの余命は、同年代女性の平均よりもずっと短いものでした。それから、とても魅力的な発見もありました。感情を共有し、支え合い、理解し合う女性たちは、テロメラーゼ値が高くなり、結果としてテロメアが長くなったのです。テロメラーゼの研究の功績によって、共同研究者のキャロル・W・グリーダーとジャック・W・ソスタックとともに二〇〇九年ノーベル医学賞を受賞しました。

ロバート・ウォルディンガー（※3）の研究に見たように、孤独はうつ病だけでなく、テロメアが短くなることによる老化の危険因子であり、したがって健康的な状態ではありません。

テロメラーゼを多く分泌させ、テロメアを長くするにはどうしたらよいのでしょうか。テロメラーゼの分泌を促してテロメアを長くする方法について、現在研究が行われています。運動や食事、マインドフルネス（注。第八章で詳しく説明されます）がプラス効果をもたらすことが知られています。二〇一七年に、私は世界有数の研究室の一つと共同で、気分や感情がテロメラーゼ値やテロメアの長さに与える影響について研究を始めました。目的は、慢性的に上昇したコルチゾールがテロメラーゼを抑制し、不安がテロメアを短縮することを確認することです。この研究からは興味深い成果が得られると確信しています。そのときにはその成果を発表するつもりです。

※3　第二章、幸せと他者への愛について

第七章　コルチゾールを上昇させるものや態度

　コルチゾール値を変化させ、私たちの健康を害する状況は無数にあります。現代社会は、仕事にしても休息にしても、また他の無数の活動においても、異常なペースでめまぐるしく前に進んで行きます。その社会にどっぷり浸かっている私たちは、そのペースについていけずに「折れてしまう」ことがあります。「何事も完璧にせねば」、他方、「休暇の時は自制を失ってしたいことをせよ」などという「感情的」とも言える神話がありますが、これらは想像以上に体に悪影響を及ぼします。

　大切なことを忘れないようにしましょう。慢性的なストレスは有害で、頭と体を蝕みます。他方、快ストレスというものもあります。それは、よいストレスとでもいうべきもので、難局や脅威に直面するとき活性化されます。それは私たちを元気づけ、最良の解決策を見つける手助けをしてくれます。誰でも、プレッシャーのおかげで、いつもの倍の成果を上げた経験があると思います。試験前夜はその典型例です。突然、脳が過去数日分以上に記憶できるようになる。なぜでしょうか。それは、コルチゾールは、少量なら、集中力を高めより効率的に仕事をする能力を強化し、問題に対処するための注意力を鋭くするからです。しかし、快ストレスはずっと継続するわけにはいきません。やがて毒となって私たちを疲弊させ、病気にしてしまうのです。

どんな状況で慢性的にコルチゾールが上昇するかを見てみましょう。

自制を失う恐れ

アルベルトのケース

アルベルトは多国籍企業のコミュニケーション・ディレクターで、メキシコ赴任となりました。出発前に、理由のわからない悲しみを感じ、外来に来ました。出発が二日後に迫っていたので、それが一過性のものかどうか知るために、現地からメールしてもらうことにしました。

彼のケースを調べていくと、自分の生活、感じること、表現すること、他人にどう見られるかを極度にコントロールしている人であることがわかりました。夫婦関係は情緒的というよりも仕事の関係に近く、二人とも職業的にも情緒的にも、ビジネスライクです。

仕事の忙しさから時間がなく、子どもを作りたいと思ったことはありませんでした。どちらも落ち込んでいる姿を見せることはなく、いつも完璧な笑顔をしていました。アルベルトは自分自身をコントロールしており、何も彼の心を動かしたり、変えたりはできない人でした。彼に悲しみの原因を尋ねると、こう答えてくれました。

「何も。悲しむ者は弱い者です。」

「何か感動することはありますか？」と尋ねると、

「父と話をして一緒に過ごすことかもしれない」と答えました。

質問を続けていっても、アルベルトの答えは曖昧でした。自分の立ち居振る舞いについて、また私に答えることについて、少しの乱れもないように努めていました。あまり嬉しくないときは、微笑みました。常に的確でした。診察を終える前に彼に言いました。

「このままだと、いつか壊れてしまいますよ。自分をコントロールし続ける人は、ある時点で崩壊してしまうものですから。」

数カ月後、メールが来ました。元気でやっていて、休暇になったらスペインに戻りたいとのことでした。スペインに戻ったら外来に来るように誘いましたが、安定しているので必要ないと思っているとの返事でした。

七月のある日の診察中、アルベルトから電話がかかってきました。それを受けた看護師がほっておけない問題のようだと言うので、診察を中断して電話に出ました。電話の向こうでは、アルベルトが喘ぎながら動揺した様子で何か変だと言いました。

「私たち夫婦は、休暇で今マラガにいます。今朝、タクシーに乗ったら気持ち悪くなってきて、普通に息ができなくなったのです。」

彼は、めまい、震え、発汗に襲われ、どうしてよいかわからなくなり、すぐにタクシーを降りなければなりませんでした。この苦しみが続いていました。パニック発作の真っ最中でした。

それ以上彼が話せないため、奥さんが電話を引き継ぎ、発作を止めてほしいと頼みました。彼女はただの「心理的なものだから」と遠慮しましたが、私は一刻も早く救急車を呼び、医療機関に搬送してもらうよう言いました。

病院から奥さんが電話してきました。医者からは薬を飲まなければならないと言われているのに、アルベルトは拒否しているとのことでした。いつもとても礼儀正しく、節度をわきまえた人だった彼が、薬を飲むことで思考や行動をコントロールできなくなるのでは、とひどく恐れているそうです。彼を安心させようと、落ち着きと平穏を取り戻すためには薬を服用する必要があると説明しましたが、我を失ったかのようにはっきりと拒否しました。

少ししてから、奥さんがリラックスさせるために救急医が抗不安薬を注射したと知らせてきました。退院したらすぐにマドリードに戻り徹底的な治療を始めたいとのことでした。

数日後、アルベルトはマドリードに戻り外来に来ました。不安と警戒心に苛なまれ、ほとんど外出できない状態でした。そこで、恐怖と苦悩の回路を遮断するため、長時間作用型ベンゾジアゼピンの点滴による薬物療法を開始しました。何が起こったのか、その状態に至った生理的・感情的なメカニズムを精確に説明しました。パニック発作が再発したときのために、数分以内に作用すると説明して、「緊急用の薬」を与えました。この薬 ―「ポケットの中の安心」― があれば、旅行にも会議にも行けます。

　彼が心から恐れていたことは、薬なしでは自分をコントロールできなくなるのではということでした。だから私は、彼が薬を飲むたびに、不安を和らげるために繰り返すとよいフレーズを小さなノートに書きました ―奥さんも書き留めていました― 。「何も起こりはしない」、「自制心や自分を失ったりしない」、「私のままでいられる」、「薬の効果は・・・だ」、「頑張れ」、「何を感じるかを気にしない、また深く考えない」と言った言葉です。

　二週間後にはだいぶ安定してきたので、内服薬を調整し、精神療法を開始しました。パーソナリティ図（※1）を使って、彼の性格とパニック発作の表面的な原因と、コルチゾールや恐怖がどう働くかを説明しました。そして、感情の管理というエキサイティングな分野の説明に入りました。何か面白いことがあれば笑えばいいし、何か悲しくなることがあれば泣けばいいのです。感動的な状況や家族や友人との出会いがあれば、幸せ

※1　第四章パーソナリティ図

な気持ちになって何の問題もないのです。

ある時、私に言いました。「あなたは弱い私の性格を鍛えてくれています。今までは強い気持ちになるために感情を抑えていましたが、これからは心を躍らせたり、いろいろ感じたりできるでしょう。」

とても冷静で理知的なアルベルトにとって、感情に振り回されることは感情の奴隷になることと思え、また苦しみ、痛み、情熱は正しい意思決定を阻害するように見えるのです。

一年間の治療を経て、少しずつ薬を減らしていきました。不安が高まった時の対処法を学び、「緊急用の薬」を常に持ち歩いています――一年間で三回しか使いませんでした――。そしてもっとすばらしいことに、より気さくな、人間的で、温かい人になりました。

人は周囲をコントロールできて、正しいと信じている時、自分は強いと感じます。自分が間違っていることを受け入れることは、どれほど難しいことでしょうか。頭は命じ、整え、支配します。私たちは理性の指示に従おうとし、問題に対してはただ理性だけを使って解決しようとします。近年、理性は暴君化しています。すべてをコントロールしたいという欲望は苦悩を生みます。私たちは生活のあらゆる面で安心できる状態にいることが幸せの源だと考えています。生活の土台を安全でしっかり守られた状態にしておく、つまり安定した仕事、健全な家庭生活、豊かな収入を得ようとすることは、まったく当然で賢明なことです。病的なのは、その欲求が極端に募り、決して得ることのできない絶対的な安全を求めて、生きていくこと自体を苦しみに変えることです。生活をより安全で快適なものにする物質的助けや支えを求めて汲々とし、それがなくなったり不足したりしないようにできると考えることはユートピアです。誤りはそこにあります。

すべてをコントロールできると信じさせることは、唯物論的、合理主義的な社会に典型的なことです。今では人々は、妊娠の時期に始まって、子供の性別や学歴、仕事の種類、家計の収入と支出、理想的な休暇、自分や家族の健康状態、非の打ち所のないパーティーに至るまで何でもコントロールできると考えています。しかし、現実は次のことを教えてくれます。すなわち、妊娠は自在にできることではなく、不妊はますます頻繁になっていること。時に結婚相手が見つからないこと。子供が望むような知的能力を持っていないこと―きっと他の長所はあるはずなのに、それを認めることができません―。人生を捧げてきた会社が、早期退職を迫ること。家計がいつも予算を大幅にオーバーすること。スキーをしようとしたら、道路や空港が閉鎖されること。楽園のような島で、雨季でもないのに雨が降ること。どれだけ日常的にスポーツをし、健康的な食事をとり、定期的な健康診断を行っても、常に具合の悪いところが出てくること。パーティーを開催した日に、疲れていたり、悲しかったり、飽き足りた状態になっていたり、一人で山歩きができたらなどと思ったりすること、です。人生は、その曖昧さや、コントロールできない部分があることによって、実は豊かになるのです。そして、水も漏らさぬ完璧なコントロールに抵抗し、私たちがどんなにしっかり考えて計画しようが、コントロールを試みる者に大きな苦痛を与えます。古代ローマで凱旋パレード中の将軍に奴隷が耳元で繰り返したフレーズに、「メメント・モリ（いつか死ぬことを忘れるな）」があります。自分の小ささを見失わないようにして、柔軟な思考と、健全な大らかさをもって、今日、今を楽しむようにしましょう。

絶え間なく周囲をコントロールしようとすれば、自分に起こっている良いことを楽しめず、未来の心配に「とらわれ」、現在を忘れてしまうことにつながります。

そのコントロールが自分の感情、気分、そして人に伝えることを支配しようとすることにあるなら、忌まわしい結果を生じます。第六章で見たように、「感情を飲み込む者は溺れる」からです。

アントニオのケース

アントニオはある会社の副社長です。外資系多国籍企業との合併交渉の真っ最中ということもあり、数週間極度の緊張の日々を過ごしました。ある日、社長は重要な問題を議論すると言って、臨時取締役会を招集しました。アントニオは非常に働き者で、仕事には細心の注意を払い、極端なまできっちりしていてコンスタントな人です。しかし、内気で、人と関わることが苦手です。なかなか闊達に振る舞うことができず、対人関係がうまくいくのはとても親しい人との間だけです。

さて、会議室に到着すると、テーブルの周りには三〇人ほどの人がいました。社長は声を上げて言いました。

「実は数日前にがんと診断された。重症だが回復を目指して頑張るつもりだ。今は治療のためにすべてのエネルギーと時間を注ぎたい。そこで、私が不在の間、アントニオ副社長が指揮をとり、合併の交渉に当たってもらいたいと思う。」

アントニオは何か言おうと立ち上がりましたが、声が出ません。「発声障害」が起こったのです。ほんの数分前、奥さんと電話で話していたのに。今肺炎が治りかけているところ ―とっさに思いついた言い訳― なのですと小声で説明しました。社長の回復を願い、社長不在の間は最善を尽くして会社の指揮に当たりますと付け加えました。

会議の後、奥さんに電話をしました。小さな声で話し、すぐ友人の耳鼻咽喉科医にかかることにしました。事情を医師に説明してから数分のうちに、声は正常に戻りました。狐につままれた感じでした。数日が経ち、最初の幹部との打ち合わせで話そうとした時、また同じ状態になりました。声が出ないのです。私の外来に来た時、二つのことを恐れていました。以前からあった人前で話すことの恐れに、今は、人前で「話せなくなること」が加わりました。

そこで、話す数分前に呼吸法を使ったリラックス法の詳しい説明と、恐怖心を和らげるメッセージを繰り返す治療を開始しました。ノートに声帯に至る神経の図を描き、そのプロセスを視覚化して彼が自信を持てるようにしました。一方で、多くの人の前での恐怖心や人見知りを克服するために社会療法の技法を実践しました。

こうして、社長のがん治療中に、人見知りを克服し、以前よりも大きな声が出るようになり、合併を成功に導くことが出来ました。このことによって、アントニオは大きな自信を手に入れました。

恐怖に対する治療

この種の治療は、不可思議な苦痛や恐怖の原因となっている問題を患者に知らせ、それと向き合わせることからなっています。脳が順応していき、患者が治療とともに自信を感じていくように、少しずつ行わなければなりません。

アントニオの場合、エクスポージャー療法（注。恐怖を克服するため、患者が恐怖を抱いている物や状況に対して、危険を伴わない程度に直面させる治療法のこと）は、ある日全職員と奥さんと数人の招待者を集めて、その前で彼が働いている会社がどういうものかを説明してもらうというものでした。その後、何かイベントがあるたびに（息子の初聖体、いとこの結婚式など）、集まった人々の前で祝いの主役たちについて感動的な言葉を発するように励ましました。

広場恐怖症で苦しんでいる人の場合、通常、信頼できる親しい人に付き添ってもらって、外出することを勧めています。そのうち、外に出てから、待合場所を決めた上で一旦別れ、後でそこで落ち合うということを繰り返します。こういうことを、呼吸法と自分を落ち着かせるメッセージをつぶやく方法と並行して行います。少しずつ脳が順応していき、体は息苦しさや苦痛を感じなくなります。

呼吸法

緊張している人を助けようとして、「息をして」と言ったりしますが、言われた方は「でも、息はしているけど」と思うでしょう。当然のことですが、苦悩や不安に苦しんでいる人に呼吸するよう言う時には、より深い意識的な呼吸のことを言っているのです。詳しく見てみましょう。

リラクゼーションのテクニックはだいぶ前から話題になっていて、多くの研究や論文があります。ほとんどの人は、深く息を吸い込み、ゆっくりと息を吐くことだと考えています。それはそうなのですが、もっと効果的できちんとしたやり方があります。

まずは、静かで居心地の良い場所を探します。そして、照明を落としたり、ブラインドやカーテンを降ろしたりして、部屋を薄暗くします。さらにリラックスできる音楽をかけても良いでしょう。

では、始めてみましょう。

➤背筋をのばして、楽に座ります。

➤まずは、体の隅々の感覚に注意を向けます。始めに足に焦点を当てましょう。最初は全身の重さを体感してください。足が地面にしっかり着いているのを感じてください。そこから脚、肩、腕・・・と注意を上に向けて行きましょう。その感覚を感じている間、体が安らぐようにしてください。

➤呼吸を観察します。呼吸の「コントロール」や「訓練」をする前に、息を吸ったり吐いたりするときの、お腹のゆるやかな動きに注目しましょう。それから、空気が出入りする鼻の部分に注意を移しましょう。

➤これらを観察して落ち着いた後、いわゆる腹式呼吸に入ります。肺の下部まで空気で満たされ、より多くの酸素を吸収できるので、より効果的です。

➤片方の手を胸に、もう片方の手をお腹に当てて、吸気の時にどちらが上がるかを観察します。お腹の方が上がるなら、正解です。

➤鼻から深く息を吸って、数秒止め、口からゆっくりと吐きます。

最もよく知られている呼吸法の一つは、アリゾナ大学総合医療センター長のアンドリュー・ワイル博士によって考案されました。二度も『タイム』誌の表紙を飾ったことがある博士は、オプラ・ウィンフリー（注。アメリカ合衆国の俳優、テレビ司会者、慈善家）のインタビューを受けて呼吸法の理論を語りました。呼吸の秒数に応じた、3-3-6か4-7-8

を推奨しています。4-7-8の場合は次のようになります。

➤四秒かけて息を吸います。
➤七秒間息を止めます。
➤八秒かけて息を吐きます。

実際、夜になってベッドに横になってからこの方法を試みると、寝付きがとてもよくなります。何事もそうですが、少しずつ進むのがお勧めです。最初は一日に二回試してみて、その後少しずつ回数を増やしていってください。こうして、体と呼吸と交感神経と副交感神経が自然と整えられていきます。

> あなたが思考停止に陥ったり、自分のコントロールを失うのではと不安に襲われたりするとき、またストレスに襲われ、頭が真っ白になったり、体が反応しなくなったりするとき、深呼吸を試してください。そして心を静め、ポジティブな文言を頭に何度もつぶやきなさい。そうすれば、この地獄から抜け出せるでしょう。

完璧主義

ローラのケース

ローラはサラマンカ出身、五歳の男の子と七歳の女の子の二人の子供の母親です。市役所で公務員として働いていますが、教育学を勉強していたこともあり、大学で教えたいとずっと思っていました。外来に来たときはすでに三年間、博士論文に取り組んでいました。ほぼ完成しているのですが、見直すたびに微妙な修正箇所が見つかるそうです。

仕事から帰ってくると、必ず家の汚れに気づくので、家ではゆっくりできません。掃除や子どもたちの世話のために雇った人たちは、二～三週間以上続いたことがありません。それは、要求した仕事をちゃんとできないからだと言います。職場では、目標が非常に高く、頼まれた仕事の締め切りにいつも遅れます。

診察では、多くの不安やストレスを訴え、「もうこれ以上は無理」と何度も繰り返しました。最近、なかなか寝つけずイライラしていました。次の診察では、ご主人が付き添いで来ました。家政婦の件で疲れ果てている、家族の会話はいつも彼女が独占して終わると言っていました。

「妻は掃除に取り憑かれているんです。」

帰宅するなり、すべてをチェックし始めます。ホコリがついていないか家具の上に指を走らせ、アイロンをかけた服がシワになっていないか、色や決めた順番に整理されているかチェックするとのことです。決して満足することはなく、夫婦関係を始め家族全体に大きな緊張感を生み出しています。

　精神科医として、この人の不安は一つだけではないのではないかとの疑問が湧きました。つまり一種の強迫性障害があるのではと。そのことを尋ねてみると、家の中では石鹸と水で、外出時にはウェットティッシュで、一日に二〇回も―食べ物に触れた時、お金を払った時など― 手を洗っているとのことでした。夫に気に入らない臭いがあると、一緒に寝ることができません。そこで、夫には必ず最初にシャワーを浴びて、特定のブランドの香水をつけることを要求しています。家具を調度するときに、大工さんに頼んで、棚のサイズが中身にちょうど合うよう、また洋服の箱がオーダーメイドの小部屋にきっちり収まるよう頼みました。母親と祖母も同じだったそうです。私は聞きました。

「シャワーを浴びる時間はどのくらいですか。」

「そうね、四五分くらいかしら。」

と答えました。

　すこしでも汚れがあると感じると落ち着かないので、自分だけで大きなボディーシャンプーを週に二、三個使うそうです。

　ひどい完璧主義を伴う強迫性障害にかかっていることを説明しました。

完璧主義者はどこまで行っても満足することがありません。何をしても満足できないので、ずっと苦しみ続けます。このタイプの人は、ものがきれいで整理されているか、調和が取れているか、壁やガラスや鏡が汚れていないかなどに目をやり、欠陥をとてもよく見つけます。ローラは仕事に非常に几帳面で、何かの報告を求められると、すべてが妥当かどうかをとことん確認し検証します。学位論文も同じで、再読するたびに欠点を見つけては修正して、終わることができません。生来苦しみやすく、常に欠陥を探しているので、周囲の人はたえず彼女を警戒して過ごさねばなりません。完璧主義者の典型的な一面は、ある思考から別の思考へ変化しづらいことです。一つのことを考えると、それから抜け出せなくなり、出口のない思考の循環に陥ります。ローラには、この種の不調に非常に効果のある薬を処方しました。一方、心理療法では、清潔や整理、子供や夫への接し方から、彼女をがんじがらめにする反芻思考の対処法まで、それらの努力の目標を書いてきたノートを使い始めました。

清浄の儀式的行為をする必要を感じる時に自分自身に繰り返し言い聞かせるメッセージを使って、緊張時の乗り越え方を学ぶように指導しました。「大丈夫。もう清潔よ。何度も手を洗わないと落ち着かない病気なの。今手を洗わなくったって、何も起こらないわ。」などなど。行動に関しては、子どもと一緒に公園で遊んで、帰宅するまで手を洗わないことを勧めました。

少しずつ思考と行動の訓練をすることで、大幅な改善が見られました。

帯状回系

強迫観念や精神的な硬直にかかわる脳の領域があります。それが帯状回です。ダニエル・アーメン博士は、この脳の領域を車のギアに例えています。帯状回が正しく働くことで、思考と注意を簡単にコントロールできます。一つのギア―思考―しか使わないなら、車はうまく走らず、強迫観念と呼ぶものが心に生まれます。

帯状回には、問題に対して複数の可能な解決法があることを示す役割があり、そうすることで生活の困難や変化に柔軟に対応できるようになります。帯状回がスムーズに働かなかったり、過剰に働いたりすると、硬直性が増し有害な思考に取り付かれたり、思考が袋小路に入りやすくなったりします。

思考が硬直した人の典型例は、常に物事を自分の好きなように、好きなときにできないと気がすまないということです。非常に重度な強迫性障害の人は、特定のルーチン―儀式に近い―に必ず従い、そうしないと異常な反応を見せます。過度に硬直した人は、スケジュールや部屋の整理や計画を自分の望みどおりにしなければ、異常を来します。

硬直した人のもう一つのタイプ。ネガホリック

「ダメなものはダメ。ノーと言ったらノーだ。」テレフォンオペレーターや公務員に、この

ような不当な言い方でこちらの依頼を拒絶された経験は誰にでもあると思います。何事にも賛成できない人が身近にいます。アドバイスや勧めを受け入れず、変化を拒絶するのです。

いわゆるネガホリックの専門家であるシェリー・カータースコット博士によれば、「ネガホリックとは、ネガティブなものへの依存性を持っている人たちのこと」です。いつでも、どのような状況でも、反射的に理屈抜きの拒絶をあらわにして、肯定的なものはもちろん、中立的なものでさえ認めることができません。彼らの現実を見る目は否定的に偏っています。年がら年中不平と嘆きが聞かれます。

否定的なコメントや態度が蓄積されると、当人は深刻なダメージを受け、ネガホリックとなります。根拠のない恐怖心と頭を支配する悲観論のせいで夢を諦めてしまい、前進できません。始終憂いと苦しみの中で生きています。その結果、有害な思考にどっぷりと浸かり、はては破壊的な言葉や行動を生みます。

このような態度をとれば、他者との関係を大きく損なってしまいます。人の成功を評価できず、常に言葉や表情や振る舞いで相手を沈めようとします。このような人たちと付き合うことは容易ではなく、周りの人たちは離れていきます。周囲の空気を毒々しいものにして、結局みんなの嫌われ者になってしまうのです。

ネガホリックの起源は様々です。苦しみを引きずっているとか、トラウマを被ったりしたとかのせいであったりします。その苦しい体験の後、不機嫌になったり、ひねくれたり、自暴自棄になったり、落ち込んだりします。大切なことは、この状態から抜け出すこと、そして一刻も早く助けを求め、この心の有害なプロセスが人生を狂わせていると認めることです。不思議なデータですが、ハーバード大学が行った研究によると、なんらかの悲惨な目にあった人の七五％が二年後には回復しています。少なくとも、科学研究は、悲劇に見舞われても、楽観的であるよう励ましてくれるようです。

クロノパシー。時間の有効活用へのこだわり

休息法は仕事術の一部である

ジョン・スタインベック

歴史上かつてなかったほど生産性と効率性が価値あるものとされている時代に、私たちは生きています。時間の商業化というものが起こっている時代です。

現在では、何事も早くすることと、時間を有効に使えることが高い評価を得ています。その結果起こったことは何でしょうか。感染力の強い伝染病のように、社会の隅々までストレスが蔓延し、慢性化し重篤化しています。

時間はもっとも民主主義的と言える財です。誰もが平等に毎日二四時間の時間を持っています。一日をどう埋めるかだけでなく、どのように時間の長短を感じるかも、各自の自由です。その人がどんな人かは一日をどう過ごすか、ひいては一生をどう過ごすかによってわかります。秩序のある人は時間を倍加させます。それは、「秩序立った生活は理性の喜び」だか

らです。ここで、二つの極端を区別せねばなりません。時間を浪費した結果、うつ状態に陥る虚しい生活を送ることと、もう一つはクロノパシーの人の時間の使い方です。予定を立てると決して変更ができず、すべてをかなり前から計画し、たくさんの活動で手帳を真っ黒に埋めつくす人がそうです。そのような人はどこにでもいますが、注意しなければなりません。彼らの人生は、未来に逃避する人生となってしまいます。人生の醍醐味は、あわただしい喧騒の中で時計を見ながらでは味わえないことを忘れてはいけません。平穏と静けさがなければ、人生に充実も満足もありません。

本当に休息していますか？

本当の休息は絶滅の危機に瀕していると確信しています。「クロノパシー」（クロノ＝時間、パシー＝病気）という新たな「症候群」が出現しました。グレゴリオ・マラニョンの「敏速という徳から拙速という悪徳が生じた」という言葉は言い得て妙です。私たちは、加速に加速を重ねることが、人生でより大きくより良い結果を生むと信じています。誰かと何かをしようと誘うと、「時間がない、忙しいんです・・・」と言われることに慣れっこになっています。

そして、そのことを普通で正しいことだと思っています。

「今すぐ」ということが人生の主人公になってしまっています。何事も、今日、今です。次回のドラマを一週間待てず、電車が十五分遅れたことでクレームをつけます。

誰でも日曜日の午後に悲しくなった経験があるでしょう。私はそれを「暗黒の日曜日」と呼んでいます。それは特に平日の生活が忙しい人に起こります。金曜日と土曜日は、外出してよくお酒を飲んで時間を過ごします。日曜日になると、多くの人が肉体的にも精神的にも落ち込み、月曜日になってほしいと思うようになるのです。彼らは、毎週毎週へとへとになってゴールする競走馬なのです。休むことを知りません。そして、もし活動を止めると、不安や罪悪感、空虚感、悲しみに襲われるのです。

現代人は、仕事が終わって少しくつろぐ時間を持とうとすると、何か言い訳をしなければならないようです。時間があるとか、暇だというのは格好が悪いのです。こういうことだと何が起こるでしょうか。突然、友人が電話をかけてきて物憂げに話します。筋肉痛、偏頭痛、頻脈、不安発作、あるいは心臓発作を起こした後、「医者に休むように言われた」と。

そうなって初めて人生をもとから考え直し、新たな段階を登り始め、そこで生きていることに素晴らしい面があることに気づくのです。

フランシスコのケース

フランシスコは多国籍企業の経営者です。若くして州弁護士になるための試験を受け、非常に良い成績で合格しました。その後、行政の現場から民間企業へとキャリアを重ねてきました。彼は人生のある時点で政治にも関わりましたが、それを専門の仕事としたわけではありません。政治、歴史、哲学、もちろん法律、もの書きなど、いろいろなことに首を突っ込むのが好きです。それで、手帳は起きてから寝るまでびっしり詰まっています。

時間を有効活用している感覚が好きなので、空いた時間があると辛く感じます。家族と朝食を食べているときも、その日の家族の予定を尋ねます。そして彼らがよりよく時間を活用できるように提案します。子どもたちは、学校で金曜日以外の午後には、音楽、中国語、英語、美術、スポーツなどの課外授業を受けています。金曜日は子どもたちには部屋を片付けたり遊んだりして欲しいと思っているからです。週末にはいつも、ビーチ、山、街の散策など、完璧な計画を立てます。奥さんは彼に従って生きています。彼女は何度も、このペースについていけていないこと、休まないとやっていけないと訴えましたが、それに対して夫は、時間はよく使わないといけない、今は最も能力を発揮できる時なのだと答えました。

そのうち、よく眠れなくなり、また偏頭痛や時々めまいも起こるので、心配になってきました。そこで医者に行くことにしました（時間がないので、さんざんスケジュールをやりくりしたあと）。処方された薬を服用すると、わずかに効果がありました。しかし、相変らず時間と格闘しており、楽しむことができません。

家族が外来に来て、一つのお願いをしました。

「お父さんには、少し休んで欲しい。何もしないことを学んで欲しいです。」

しかし、彼は休みたくない、これが自分のあり方だ、ペースを落とすと逆に疲れる、落ち着いて生きることなんてできない、と言いました。

そこで、治療効果がないほどの少量の抗不安薬を処方しました。すると翌日、オフィスでとても眠くて仕方がないと電話をかけてきました。少しペースを落とした途端、彼の体は強力な鎮静剤を服用したかのように反応したのです。

私たちがフランシスコに示そうとしたのは、彼がリラックスして生きる方法を知らないということです。彼自身認めるのですが、静止感を感じた時点で不安が生じ、活動を開始した時点で不安は消滅するそうです。フランシスコにとって大切なことは、リラックス法を教えることではなくて —ヨガやマインドフルネスは頻脈を起こすためできませんでした— 、休むことを学ぶ必要があると自覚することでした。

この自覚を持つことが治療の第一歩でした。第二歩目は、時間を無駄にして、リラックスする練習をすることです。これは自身の内部に強い抵抗があるため、大きな困難を伴いました。彼はいつも、時間の活用を厳しく教育されてきたのです。そのため、予後はあまり良くありません。

何カ月もの治療を経て、少しずつ改善してきていました。家族に対し、ほとんど何もしないか、まったく何もしないか、あるいは即興で楽しむような時間を持つことを許しています。これは以前ではありえないことでした。

立ち止まることを学びましょう。立ち止まるのは、周りに目をやり、観察し、楽しむためで

す。本当に世界を観察し観想するためには、立ち止まる必要があること気づいていますか。走りながらでは、周りの美しさはわかりません。美しい風景、夕日、読み応えのある読書を楽しみ、道路の近くに見える村を眺めて楽しむ、心にしみる歌を聴いて喜ぶなど、これらのことに罪悪感や時間の無駄をしているなどと考えないでください。そのように楽しむことができれば、健康になり、心は弾み、幸せになり、もっと充実した生活ができます。

　ジャック・ルクレルクは、一九三六年にベルギーの自由アカデミー入学式のスピーチでこのことをすでに説明しています。曰く、偉大な哲学者ルネ・デカルトは数ヶ月の休息の後に夢を見、ひらめきを得た。ニュートンは木の下に座って物理学の大原則の一つを発見した。プラトンはアカデミアの庭園に哲学の学校を建てた、と。これらのどの人も、慌ただしく走り回っていた時に歴史に残る発見したのではありません。走ったり、急いだりしては、人生の深みや美しさを見つけることはできないのです。

　孤独、休息、沈黙、ゆっくり進むことは、心を弾ませてプロジェクトを考え立ち上げるための鍵となります。世の中は、慢性的なストレスに病んでいます。ただ全速力で走り回るだけの、強いストレスを抱えた人間を人量に作り出す社会は、どう機能するのでしょうか。熱に浮かされたような社会を見ると、今私たちを導いているのは自分自身でなく、周りの環境だということが分かります。

　内なる声に耳を傾けることは、自分を知り、自分を超えるための最初のステップの一つです。その声は騒々しい生活の中では聞こえません。内なる平和、静けさ・・・それは現代のすべてのセラピストが勧めることです。騒がしい外の世界から離れるために、多くの場所で次から次へとヨガやマインドフルネスやその他の瞑想の教室が生まれています。

私たちは時計を見すぎて、本当に大切なことに時間を割けません。日曜の午後を利用して、電話と時計を切ってみたらどうでしょう。自宅で、電話、メール、ニュース、ツイッターを忘れて、機内モードにしてみてください。二四時間オンラインである必要はありません。少しの時間を「無駄にする」ことを学び、平和と静けさを手に入れましょう。

手を広げすぎないようにしましょう。捨てることを学びましょう。今を生きましょう。たまには自然、ビーチ、海、山を満喫してみてください。あなたを本当に満たしてくれるような素晴らしい感覚を手に入れるでしょう。言わずもがなですが、個人的な計画を見失わずに。計画を立て、しっかりした目標を持ちましょう。しかし、特別な、望んでいた、心がときめく時が来るたびに楽しみましょう。

デジタル世代

メキシコからの帰路、新聞で「フェイスブックは何百万人ものユーザーの心をもてあそんでいたことを認める」というニュースを読んで衝撃を受けました。フィラデルフィアでの医療イベントで、フェイスブックの共同創業者であるショーン・パーカーが、自分の会社が「人間の心の弱点を利用するためにソーシャル・フィードバックを作った」と認めたのです。彼らがソーシャルネットワークを始めた時に立てた目標は、ユーザーに長時間それを利用させるということでした。そこから、アプリに「いいね」ボタンを作るというアイデアが出てきたのです。

「いいね」を見るたびに脳で起こっていること

心が情報機器にどう動かされるのかを見てみましょう。人の感情や行動を研究していると、スクリーンの世界 ―インターネット、ソーシャルネットワーク、ビデオ、様々なアプリなど― が、それを使う人の他者との接し方、情報処理の仕方 ―記憶力、集中力、マルチタスク、教育、モチベーションなど― に深く影響し、つまるところ幸福をも左右することが分かります。

現在、ユーザーにできるだけ多くの時間をデバイスに費やさせることを目標としている企業やプログラマーが存在しています。その企画は意識的です。つまり、メーカーは、モニター画面やテクノロジーがユーザーの心をどのように誘導するかを正確に知っていて、わざと中毒性のある商品を作っているのです。

実際に、ガジェットや最近の多くのアプリは、ユーザーを依存状態にするように設計されています。これは、個人としても、親や教育者にとっても、理解しておくべき重要なことです。どういうことか、説明してみます。

あらゆる依存症には、随分前から知られている分子的・生理学的な基盤があります。アルコール、コカイン、ピル、マリファナなどの薬物、またギャンブルやポルノなどの依存性は、同じホルモン、つまりドーパミンによって起こされます。

ドーパミンは快楽を司るホルモンで、脳の報酬系（注。心地良い刺激が起きた時に活性化し、快感を感じさせる神経回路のこと）を調節しています。それはセックス、アルコール、薬物、ソーシャル・ネットワークといった快楽を楽しむ時だけでなく、楽しむ以前に快楽を予想して作用し、モチベーションを高める働きをします。時には快楽の後に虚脱感を生じさせ、すぐにもう一度その快楽を求めさせるのです。コカインやセックスやネットワークに依存している人は、注意力がひどく損なわれ、意志が弱められ、長期的には、悲しみと虚無感に苛まれるようになります。フィラデルフィアのイベントでフェイスブックの共同創業者が認めたことは何だったでしょうか。彼の言葉です。

「人は『いいね』をもらうとドーパミンが出て、より多くのコンテンツをアップロードしようとします・・・。」

何が起こっているのでしょうか。今日の企業は、伝統的なマーケティングから学ぶだけでなく、心理学、神経生理学、神経科学をも利益の拡大に利用しようとしています。あなたの頭、あなたの注意をとらえて、あなたの思考や関心の動向を抽出して、より多くのコンテンツ、より多くのデータを生成し、あなたが何を買うか、何を見るか、何を決めるか、何をするかを支配しようとしているのです。

ところで、麻薬の本質は麻薬を定期的に長期間摂取するように求めるメカニズムを脳内で活性化することにあります。麻薬のほとんどは、禁止されているか、規制されているかのどちらかです。他方、デジタル機器はまったく自由です。私たちは、子供たちが幼い頃からデジタルの世界に何の規制もなくさらされ、彼らの頭、情報処理の仕方、さらにフラストレーションや感情を管理する能力が大きく損なわれる危険があることに気づいていません。

幼児期から青年期まで、人は気分の浮き沈み、欲求不満や虚しさに対処するため、簡単な逃げ道を探します。スクリーンには人をリラックスさせ、楽しませる機能があるということを忘れてはなりません。子どもや若者が葛藤、退屈、ストレスを感じるとき、「リラックス」するために電子機器に走ります。難しいことに直面したとき、スクリーン、ソーシャルネットワーク、インターネットに逃げ込むことに彼らの頭は慣れています。非常に多くの人が、それにより活性化されるドーパミンの刺激を求めて、ライン（LINE）、インスタグラム、フェイスブック、ツイッターといったネットワークを利用します。私たちは情報過多、刺激過多の時代に生きています。この過剰刺激は、情報と物質的快楽、またはバーチャルの快楽の際限のない消費と密接に結びついています。何でもワンクリックで簡単に手に入ります。欲しいときに欲しいものが手に入らないと、欲求不満の回路が目覚めますが、それは多くの若者に努力する力がないこと ―努力を要することは、満足できる結果が出るまで時間がかかるものです― の根底にあります。そこから、教育における無数の問題と様々な心の病が生じるのです。外来で診る非常に多くの若者が、あまりに無感動、無気力で、注意ややる気を起こすものが何もないということに私は驚き、心配しています。人間を完全に満たしてくれるのは、愛

(夫婦愛と友情)と職業上の満足感の二つだけだということを忘れないでください。この二つを得るには、努力、根気、忍耐が不可欠です。

人類は驚異的なスピードで進歩し、社会がふと立ち止まって、その進歩が人間にどのような影響を与えるのかについて考えることを許しません。私たちが頭を冷やして物事を見ようとするときには、すでにほどよく変容してしまった社会に完全に慣れきっているという状況です。

そのような時―今各方面から声が上がっています―、私たちは自問します。「もう手遅れではないか」、「怪物を作ってしまい、もう抑えることは不可能ではないか。」シリコンバレーのプログラマーは、なんとコンピュータがない学校に自分の子供たちを通わせています。私たちは何を失いつつあるのでしょうか。

テクノロジーは大きな恩恵をもたらしました。しかし何事もそうですが、使い方を学び直さねばなりません。何に、どのように注意を払うかは、各自が決めなければなりません。まず、何に時間を使っているかを見て、次にどれくらいネットに依存しているかを詳しく調べましょう。インターネットやそれに関連するものには、様々な面で生活を楽にする大きな利点がありますが、正しく使わなければ、人の頭と行動に多大の害を及ぼします。

テクノロジーを使いこなせても、それで賢くなるわけではありません。なるほど、多くの活動を容易にし、何よりも頭の中にマルチタスク(複数の作業を同時にもしくは短期間に平行して切り替えながら実行すること)という能力を発達させました。神経科学では「タスク・

スイッチング」と呼んでいます。その意味は、脳はある仕事に数分から数秒を費やし、次に別の仕事を行い、そしてまた別の仕事に移るということです。脳は、同じ脳領域が関与している場合、二つの動作を同時に行うことはできません。英語の歌を聞きながら読書する時、どちらのタスクも一〇〇％できません。同じ脳領域に関わっているので、交互に注意を振り分けます。

　実のところ、マルチタスクを実行しているとき、脳は表面的には多くの情報を処理していますが、それらの情報を保持することができないのです。スタンフォード大学の社会学者クリフォード・ナスは、注意欠陥とマルチタスクの関係を研究した先駆者の一人です。一般に思われていることとは異なり、電話で話しながらメールの返信をするなど同時にいくつかのことをこなす人は効率が悪いのです。迅速に注意の焦点を変えられることは確かですが、ワーキングメモリ（注。短時間情報を保持し、同時に処理する脳の働き）の障害へとつながるという研究があります。これが一般化すると、表面的な情報を集めるだけで、真の理解のない社会となってしまいます。

　ザールラント大学（ドイツ）の研究者Ｂ・エッピンガー、Ｊ・クレイ、Ｂ・モック、Ａ・メクリンガーは、このテーマについていくつかの興味深い論文を発表しています。頭がいくつかのタスクを交互に繰り返すと、脳回路は切り替えのたびに一時停止するため、多くの時間をロスして、タスク処理の効率が低下します。なんと最大五〇％も効率が下がる、というのです。

二一世紀は刺激過多の世紀です。新しいテクノロジーによって、脳は洪水のように感覚、特に視覚に押し寄せる膨大な量のデータに曝され処理することを余儀なくされています。この刺激過多は憂うべき結果をもたらします。この爆撃に慣らされている子供や若者は、モチベーションを上げるために、さらに強く激しい刺激が必要になります。これにより、彼らの好奇心が弱まり、驚くことがなくなり、デジタルの世界の外にある世界を知りたいという欲求が薄れます。やる気がなくなり、創造性と想像力が完全に消滅してしまいます。それだけでなく、子供の頃からそのような生活のリズムや強い刺激に慣れてしまうと、落ち着くことや静けさを楽しむことが難しくなります。子どもたちは、四六時中ある刺激から別の刺激へと飛び移っていると断言できます。

人生で成功を得る人は、自分が本当にやりたいことに集中して、目的に向かって粘り強く取り組むことができる人であることを忘れてはいけません。脳の注意力は前頭前野で発達します。この領域は、意志、自制心、計画性などに関わります。前頭前野は、幼少期から発達させなければならない、脳の中で最も重要な部分の一つです。

では、前頭前野は生まれた時からどのように発達していくのでしょうか。

赤ちゃんは、光を見る時に注意を向け始めます。数ヶ月間で、光、動き、音のするところに集中できるようになります。教育の大きな課題は、子どもたちに動きも光もない「もの」―紙、食べ物、文字、読書、宿題など― に注意を向けさせることです。しかも意志と注意力に働きかけて、自発的に注意を集中できるように導かねばならないのです。この訓練が必要な時期に子供たちにiPadやスマホやタブレットを与えてしまうと、子供たちの注意は光と動きと音に戻ってしまいます。それは前頭前野の成長ではなく、明らかな後退です。というのは、再び赤ちゃんだった時のように、反応するようになるからです。唯一の違いは、音が激しくなったり、光や動きがよりめまぐるしく変化したりすることだけです。

若者の脳の場合、意志と自制心を司る脳の前頭前野を健全に発達させたいなら、注意を集中させることを学ぶ必要があります。スクリーンを見すぎると、前頭前野の適正な働きを阻害するので、注意力と集中力に明らかな欠陥が現れます。今日では、瞑想、特にマインドフルネスを重視する大きな流れがあります。若者には集中しないことを教えるくせに、大人には頭と注意力の自己制御能力を回復させようとやっきになっています。（本当に何かおかしいのではないでしょうか。）

ネット依存は多動性と密接に関係しています。有名なＡＤＨＤ―注意欠陥多動性障害―はこれと密接な関係があります。ＡＤＨＤと診断された若者は、集中や注意が非常に難しく、フラストレーションに対する耐性が低いのです。電子機器を長時間使うことは、満足を与える、簡単で魅力的な選択肢ですが、デジタル以外の刺激に注意を払うことが難しくなります。

オフラインで、つまり顔と顔を会わせて教育しなければなりません。特に情緒教育と社会性を教える教育においては対面教育が必要です。「対面でのコミュニケーションは、お互いの感情を読み取ることを学ぶための最良の方法である」とナスは述べています。有名な「感情的知性（ＥＱ）」が、人生の成功の鍵の一つであることを忘れないように。スクリーンはそれを達成するためには最悪の教育者です。子供を周囲のすべてのものから隔離し、自分の中に閉じこもらせます。自分の感情を知る能力、人と交わる能力、他者の感情を知る能力を抑制し、キーボードや画面ではなく、目を見て感じたことを表現する能力を消してしまいます。今の若者は、目の前の人の目を見て感情を表現できません。目の前の人の目を見ながら、人生や感情、人間関係を一対一で味わえるように子どもたちを教育していきましょう。

若者は、自然や人間や現実とつながるよりも、画面やソーシャルネットワークやビデオゲームの方と簡単につながります。テクノロジーやデジタルの進歩を否定するわけではありませんが、子どもや青年の生活の中にアプリケーションやコンテンツへのアクセスを段階的に賢明に取り入れていき、自分で制御するべきことを教えるということが大切です。まずは現実の世界、人の感情、自然界とつながるように教育するが喫緊の課題であることを納得しましょう。これができれば、一歩一歩、デジタルの世界に入っていく準備ができるでしょう。

第八章　コルチゾールを下げる

運　動

ストレスや不安、うつ病に対抗する最も効果的な方法の一つは、定期的に運動をすることです。運動によって、不安感を軽減し、うつ病対策に役立つセロトニンやドーパミンの生成が促進されます。

> 注意点：極端にハードな運動をしているときには、体が脅威と認識し、コルチゾールが増加することがあります。

激しい運動をした場合、コルチゾールは低下せず逆に上昇します。長時間の激しい運動のあと約三〇～四五分でピークに達し、その後徐々に元に戻っていきます。問題は、コルチゾール値が下がるための時間を十分取れないことが多いことです。そのため、ヨガやピラティス（注。一九二〇年代にドイツ人のヨゼフ・ピラティスが考案したエクササイズ法。体幹を鍛えてバランスのとれた体にすることを目的としている）などの低強度のソフトでリラックスした運動をしたり、ウォーキングしたりするのが適当です。二〇〇八年の『ジャーナル・オブ・エンドクリノロジカル・インヴェスティゲーション』誌に掲載された生化学者エドワード・E・ヒル氏の研究によると、コルチゾールレベルを下げるためには、最大酸素摂取量の四〇％強度での運動で十分です。さらに、大都会の騒音や塵芥から離れた野外や屋外で運動をすれば、はるかに体に有益です。

　このほか、スポーツをする環境もとても重要です。イギリスのエセックス大学生物科学部のジュールズ・プリティ博士による二〇〇五年に実施された実験は、ジムや街路で実施されたものと比較して、屋外でスポーツをすること―グリーン・エクササイズと名づけました―が精神に与える効用を明らかになりました。実験は、二〇人の被験者のグループがトレッドミル（注。屋内でランニングやウォーキングを行うための健康器具）で運動する間、壁に映像を映すというものでした。四つのグループにそれぞれ異なった種類の映像―きれいな田舎、汚い田舎、きれいな都会、汚い都会―を映しました。同時に、もう一つのグループは何も投影されていない状態で運動しました。運動の前後で、被験者の血圧と、自己肯定感と気分の二つの心理面の測定をしました。その結果、田舎であっても都会であっても、きれいな映像には自己肯定感と気分に対し無視できないよい影響があることが分かりました。

自然や生き物は多くの人に幸福感をもたらすので、近所に緑地があることは精神的な健康のためにも欠かせません。自然は、精神的な病気と闘うため、集中力を高めるため、思考をより明晰にするための手助けをしてくれます。

ただ自然を眺めるだけでも、すでに有益な効果があります。アーネスト・O・モアは一九八一年に、刑務所周辺の農場を見渡すことができる囚人は、刑務所の中庭しか見えない囚人よりも病気になりにくいことを知り、それを証明しました。同じように、ロジャー・S・ウルリッヒは一九八四年に、ペンシルバニア郊外の病院で、自然が見える病室の患者の方が術後の滞在期間が短くて済むことを発見しました。自然を観賞するのも良いですが、それに囲まれて運動するのはさらに良いです。ミシガン大学医学部の家庭医学教授であるサラ・ワーバー博士は、二〇一四年に『エコサイコロジー』誌に掲載された研究の中で、グループでする屋外のウォーキングの有益性について論じています。ストレス、抑うつ、ネガティブな感情を減らすと同時に、ポジティブな感情や頭の健康が増進されました。

運動は海馬に作用しバランスを整えます。動揺を感じると、海馬が縮小し、扁桃体が無秩序に反応します。

要するに、適度な運動をできるだけ自然の近くですることで、コルチゾール値が下がり、免疫力が向上し、ストレスや不安、抑うつ状態と戦うことができるようになるのです。

有毒な人への対応

毒をもつ人への対応を学びましょう。「ビタミンの人」に囲まれましょう。

ほとんどの人には、その人と一緒にいたり、その姿が見えたりするだけで、あるいはその人を心に思い浮かべるだけでも、心が緊張する嫌な人がいます。

それが誰であるかは、おそらくすぐに頭に浮かびます。通常、そういう感情が浮かぶ原因には、かつてその人があなたの人生に悪い影響を与えたか、その人からひどく傷つけられたことがあります。

「その人と一緒にいると嫌な気分になります。居心地が悪くなり、自分の嫌な部分が表に現れます。どんな話題でも、彼のコメントにはいつも微妙に軽蔑の念を感じます。それが事実に基づいているのか、私の勝手な想像なのかわかりません。あるいは嫉妬なのか激情なのかも・・・。しかし、彼がそばにいると神経質になり、彼が去るとリラックスしてほっとします。にも関わらず、私は彼から離れられません。ある程度の距離を置くべきだとは思うのですが・・・。この状況のために、私の性格は変わりつつあり、苦痛とある種の悲しみを感じています。」

その人とは、あなたの配偶者、母親、上司、同僚、義兄、隣人、友人・・・かもしれません。

その人の行動、姿、また人との接し方を見ると、あなたは落ち着きを失い、間違いなく平和を奪われます。

そういう人は毒なのです。この人々には、不安定な人、嫉妬深い人、被害妄想、未熟な人、神経症といった様々な種類があります。いずれにしても、その人たちは意見したり、人の邪魔をしたり、私たちの言うことにたえず評価を下したりして、時には数秒で私たちの精神の安定を崩壊させます。彼らは、私たちの言動すべてに対して意見を言う権利を持つと思い込む評論家になります。この種の人と健全な関係を築くことは至難の業です。時には、私たちに責任があることもあります。それは、こちらが彼らに心を開いて、その奥底をのぞくのを許してしまったときです。

有毒な人はあなたの人生のご意見番を自認する見物人になります。

彼らは他人の心を操る天才で、自分が標的にする人間の弱点をよく突き止めます。有毒な人は、犠牲者を常に息苦しくさせます。確信犯的な人もあれば、自分がどれほど人を苦しめているかに気づいていない人もあります。単に時々嫌なことがあって、イラついたり皮肉ったりするだけの人と、自分とうまくいかない人に絶えず毒を撒き散らす人を混同しないようにしましょう。

総じて有毒な人はプラスになることは何もしてくれません。夫婦や家族の中にそういう人がいる場合、その人への束縛や依存という現象が起こりますが、そうなっていると認めるのは簡単ではありません。自分は心のバランスを崩していないと言い聞かせ、孤独になることを恐れて、有毒な関係を続け、許すべきではない極端な状況を許容し、じっと耐えるまでになります。

有毒な人から影響を受けない秘訣は、彼らに向かって取る態度にあります。こちらの内面に侵入することを許さないようにし、できる限りこちらの生活に介入させないように気を配り、自分で決断する権利を彼らに譲らないことです。自分のことは自分で決める権利を死守するという最後の砦は、「人の感情を吸い取る吸血鬼」が私たちの意志を無力にするために駆使する、現実のまたは想像上の議論によって打ち破られることがあります。

有毒の人の侵入を許すならば、ついには不安やうつ状態、罪悪感、依存の状態になったり、自尊心を害したりします。

有毒な人への対応の６つの鍵

一、有毒な人に対しては慎重に

彼らはいつでも、あなたについて知っていることを利用して、あなたを無力化したり、傷つけたりすることができます。あなたを愛してくれる人なら、あなたの成功を喜んでくれますし、苦しい時の支え方も知っているでしょう。傷つけている相手を特定できたら、自分の情報を相手に与えないようにしましょう。

二、有毒な人の意見は無視しましょう

そうすれば、その人の言動から解放されます。その人の行動を客観的に見て、あまり気にしないようにしましょう。影響されるかどうかはあなた次第です。直接向き合わずに、いやな視線や皮肉なコメント、厳しい批判などから自分を守る「心のレインコート」を着ましょう。自問してみましょう。その人が私の人生においてそんなに大切な人であっていいのか、と。

三、有毒な人のことを忘れるよう努めましょう

少しずつ、礼儀を守りながらも、きっぱりと離れましょう。私たちの人生に関わってきて、人生を良くしてくれる人もいますが、反対に離れることで人生が良くなる人もいます。

四、その人が私の生活の一部を構成し離れられないのであれば、一緒に生きることを学びましょう

その人があなたの人生の中に組み込まれているなら、その状態に自分を適応させて、そして間違った付き合い方を繰り返さないでください。そして、その人が誰にでも毒性や不快感を与える「筋金入りの毒性の人」なのか、なぜだか分からないがあなたにしか影響しない「個人的な毒性の人」なのか、正直に自問してみてください。

その最初のステップの後、第二の分析は毒性がどこから生まれてくるかを見ることです。その人の何が自分を不安にするのかを考えてください。つまり、その人と会った時どんなことが起こるのでしょうか。劣等感、弱さ、憤り、恐怖、怒りの感情が沸いてくるのでしょう

か。紙と鉛筆を持って、できれば自分のセラピストになったつもりで、診断を進めていきましょう。またその有毒な人を理解しようとしましょう。彼に何が起こったのか。なぜ私をそんな風に扱うのかを理解するのです。

私は、すでにこの本に書いた「理解することは、安心すること」というモットーにいつも助けられてきました。有毒な人がどんな苦労をしてきたのか、どういう生い立ちで、どういうトラウマや問題を経験してきたのかを知るなら、しばしば彼に同情することができ、苦しむことがなくなります。

五、あるリスクにおける提案。ゆるすこと

恨み心を持ち続ける人は幸せにはなれず、しばしばゆるすことが最高の治療薬となります。ある車が危険な運転をしたり、ルール違反を犯したりするのを見ると、私たちはその運転手を悪い奴だと思って、侮辱の言葉を投げかけたり、非難を浴びせたりすることもできれば——実際はそうしても気持ちが安らぐわけではなく、コルチゾールが上昇するだけなのですが——、反対に、その人を落ち着きのない人、あるいはかわいそうな人だと思い同情してゆるしてあげることもできます。

六、「ビタミンの人」を近くに持ちましょう

これらの人々は、有毒な人とは逆の効果を心身に生み出します。数秒で心を喜ばせてくれ

ます。健全な意向をもった善良で愉快な人を身近に持つことをお勧めします。その人たちは隣人の心を平和にし豊かにしてくれます。「ビタミンの人」とは、いつも私たちに生きる喜びを与えてくれる人たちのことです。できるだけ頻繁に彼らと会うべきです。

> 苦々しい人といると、その苦々しさが伝染します。元気のない時にそういう人に近づくと、気分が沈み、心にあった最悪のものが表面に出てくる恐れがあります。有毒の人を前にしても平気になったら、あなたは幸せになるための戦いで重要な勝利を収めたことになります。

ポジティブ思考

思考を教育することの重要性について、この本を通して論じてきました。滝のように流れるネガティブ思考を食い止め、毎日私たちを苦しめる心配の激流を制御し、正しく誘導するための具体的なガイドラインを示しましょう。

人生を楽しむには、ネガティブなことを相対化し、小さなことに楽しみを見出すことが必要です。常に神経をとがらせ苦悩や悲しみのうちに生きるならば、幸せになるために不可欠な平和とバランスを見つけることができません。私たちを動揺させることの大部分は、「小さな心配」の堆積で、それらが集まることで私たちの心を歪めます。

悩みを回避するためには、ネガティブな思考を有益な関心事や建設的でポジティブな思考に置き換えなければなりません。計画を立てたり、趣味や人のことを考えることで頭をいっぱいにして、時々無意識のうちに陥ってしまう有害な循環から抜け出すことです。私は、ゴッホのものとされる、「内なる声が絵を描くなと言っても、懸命に描けばその声を黙らせることができる」という言葉が好きです。

「思考のご意見番」と私が呼んでいる内なる声があります。その声は、状況について、周囲について、すれ違う人についてコメントし続けます。それは、個人的な判断、内的な批判、フラストレーションと強く関係しています。その声を上手に育てることで、バランスを取り戻すことができます。心理療法では、私たちを打ち倒し閉塞させるネガティブ思考の壊滅的な流れを食い止めるというこの課題に多くのエネルギーを費やしています。

> ネガティブ思考は、その影響が体内で数時間持続する毒性を持っています。繰り返される有害な思考に囚われて生きることは苦痛であり、体が最適に機能することを妨げます。

あまり悩まないための「簡単な」アイデア

これらのアイデアの根底にあるのは、脳を再構築することと、心に繰り返し起こり人を閉塞させるオートマチズムを整理することです。思考が「現実に存在している」ということを意識してください。思考は、どんなに聞こえず、手で触れることができないにしても、人を変容させる力を持っているのです。

- 私を不安にさせるその問題は、本当に重要なことでしょうか、それとも大したことのないものでしょうか。少し静かに反省してみましょう。頭が問題を大げさにしたり歪めたりしたため、騙されているのではないでしょうか。そのような思考が必ずしも真実であるとは限らないことを認めてください。正しいこともありますが、現実を歪める場合も多いのです。
- どんな感情が生じるのでしょうか。普段の自分を思い出しながら、今日の気分はどんなものか、また落ち込んだり感じやすくなったりする原因（睡眠、薬、病気、外部環境など）は何かを調べましょう。
- ネガティブな考えが体に与える影響をよく見てください。毒を含む有害な考えが体にどのような影響を与えるか（頻脈、発汗、頭痛、胃腸の不快感、筋肉の収縮）を知っておいてください。
- すべての考えを反射的に言葉にしないでください。沈黙はしようと思えばできますが、一旦言葉を発するとその言葉の奴隷になります。自分自身を表現する前に、立ち止まって、何を言おうとしているのか、そしてその結果について考えてみましょう。
- 「きっと私のことを悪く思っているだろう」と、他人の思いを決めつけないようにしましょう。根拠のない疑いかもしれません。先入観を捨てましょう。
- 自分に対して肯定的に話しましょう。自分については、確かなこと、安心感がますようなことを話しましょう。

➤ポジティブな感情を大切にしてください。それがあなたの体を快くするにまかせましょう。

➤現在のことに集中し、今日・今行動できる能力を大切にしてください。

➤将来のビジョンを持ちましょう。その戦いが、今あなたを疲れさせるに値するものかどうかを判断してください。それしかないと思うのをやめましょう。今、決定的と思われることが、果たして一年後にも重要かどうかを考えてみましょう。

➤なんでもネガティブに考える習性があるなら、何も考えずに行動したり、反応したりしないようにしましょう。チャンスを待ちましょう。「問題」を「挑戦」に、「失敗」を「新たなチャンス」に、と言葉を置き換えてみてください。「喜び」「平和」「希望」「自信」「情熱」「夢」といった、あなたを楽観的にする言葉を用いましょう。

➤各状況の中のポジティブなことに目を向けてください。どんな状況も、これは問題だとして見ることも、逆に解決の観点から見ることもできます。トーマス・アルバ・エジソンのことを考えてみましょう。彼は言いました。「失敗したのではない。電球を作らない方法を九九九個発見したのだ。」

➤心が悪循環に入り込んだ時のちょっとしたアドバイス。嵐のようにあなたを吹き飛ばしそうになる考えを紙に書き出し、それに反論してみてください。例えば、まず「義姉に嫌われている」と書き、続いてこの考えに反論します。「今日は彼女の調子が悪いのだわ。普段は私にそんなに厳しくないもの。」自己欺瞞に見えるかもしれませんが、長い目で見れば、この簡単な試みは心と体に良い結果をもたらします。

> あなたの内なる声があなたの力を吸い取るのではなく、あなたを支えるように。自暴自棄にならないよう注意。そうなると、努力を始める前に、早くも失敗することになります。

瞑想・マインドフルネス

人間の内部の奥深くには強力な癒しの手段があります。そのメカニズムは未だに解明されていません。それは、健全な内観、瞑想、祈りのことです。それらのおかげで、頭は体に働きかけ、体を回復させることができます。このことについて、簡単に見てみましょう。

一言で言うと、マインドフルネスとは？

マインドフルネスとは、今の瞬間にだけ注意を集中することです。それは、自分の意識がどうなっているのかを意図的に注意深く観察することです。仏教の瞑想から取られた概念です。マインドフルネスは、もっぱら今ここだけのことに関わろうとすることです。

これを西洋社会で実践するのは簡単ではありません。なぜなら、それは反直感的で、広い視野を持つことを要求するからです。人の精神的な次元に向けられていて、通常私たちの生活を導いている論理を超えることがあります。しかし、マインドフルネスは偽装した宗教ではありません。その中には、神秘的なものや魔法的なものは何もなく、ただ常識的なものがあるだけです。何が頭を病ませ、何が癒やすのかを見極めるために、頭を調べること以上のものではありません。過去数十年の間に、この分野での科学的な研究が激増し、瞑想の実践、特にマインドフルネスが心身にもたらす利点が明らかなってきました。

人間の宗教的または霊的な次元は、頭と体に対する並外れた力を持っています。ある研究によれば、信仰 ―それが何であれ― を忠実にかつ健全に生きる人々の中では、あまりストレスが認められません。これには種々の原因があります。しかし、人生に意味を認め、サポートしてくれるコミュニティに恵まれ、目的や目標を持っていること、そして問題や困難に対処するためのメカニズムとしての祈りや瞑想があることが、人がうらやむ内面のバランスを保つことに貢献することは容易に理解できるでしょう。

数年前に、私はロンドンのキングスカレッジ病院の精神科で働いていました。ダネーゼ教授と共同研究し、教授から色々と教えを受けました。その頃、教授は瞑想と身体の健康、特に炎症との関係を研究している最中でした。今でも覚えているのですが、ある日、病院の食堂で昼食をとっていた時に、仏教の瞑想、マインドフルネス、そしてキリスト教徒やユダヤ人の祈りに、類似の効果があるのかどうか尋ねました。答えは明確でした。「そう、ただし受容と委託という二つの心構えをもって行うならばね。」そして言葉をついで、祈りといくつかの瞑想的なテクニックの問題は、その中で人が苦悩を背負いながら、求め、要求し、懇願などをすることにあり、そうするなら緩和するどころか、時にはより大きな不安を発生させると説明してくれました。

少しの時間を割いて、今感覚が感じていることに全神経を集中させて瞑想するなら、時間を倍増させ、やろうとしていることの効果を増し、注意力と集中力、さらに新しいことを学ぶ能力と創造性を向上させることができます。スポーツの練習が筋肉を鍛えるように、マインドフルネスの実践は脳を鍛えます。

それに加えて、祈りには本質的に異なる要素があります。マインドフルネスの場合、鍵は今現在感じていることをしっかり意識させることによって、有害な思考を放逐することにあります。世界と人間に霊的な次元があると認めるなら、祈りはマインドフルネスの利点に加えて、人を超えた存在である神への信頼と、私たちに起こるすべてのことに意味があるという強い確信を与えます。

宗教と結びついた確信体系は、共感、他者への愛、ゆるす能力を積極的に促進することによって、人間関係をより効果的に癒やします。

マインドフルネスと企業

今日のビジネスの世界では、マインドフルネスが非常に重要視されています。その理由はマルチタスクは神話に過ぎず、同時並行で多種の仕事をこなすことがとても能率が悪いこと――いわゆるタスク・スイッチング――が証明されたからです。いくつかのことを同時に行うと、より多くの時間を要し、より多くのミスをし、仕事を覚えるのに苦労します。逆に完全に今に集中し、注意深く仕事をするなら、正しい判断を下し、チームワークを改善することができるようになります。

また、ビジネス界でのマインドフルネス実践の効果を計る研究も行われています。ニューヨーク出身のジョン・カバットジン博士はマサチューセッツ大学メディカル・センターにおいて、一九七九年に八週間のマインドフルネスによるストレス低減プログラム（ＭＢＳＲ）を試みました。結果は有無を言わせぬものでした。はっきりとストレスのレベルが下がり、仕事にやる気が出てきたのです。また、扁桃体の活性化を調節し、副交感神経系を刺激する左前頭前野の活動の増加も観察され、ＭＢＳＲに参加しなかった対照群と比べて、不活化インフルエンザウイルスに対する抗体も多く産生されることが認められました。

マインドフルネスの実践は、世界中のさまざまな企業で定着しつつあります。メリットは疑いなしです。

マインドフルネスと免疫

南カリフォルニア大学ケック医学校の予防医学の助教授であるデビッド・Ｓ・ブラック博士は、近年マインドフルネスが私たちの健康にもたらす効果について数多くの研究を発表しています。免疫システムの五つのパラメータによる、マインドフルネスの効果を検討したランダム化比較試験（注。より客観的に治療効果を評価するために、研究の対象となる人を複数のグループにランダムに分け比較する研究手法）の最初の包括的な検討を行いました。その五つとは、炎症性タンパク質、細胞の転写因子と遺伝子発現因子、免疫細胞量、免疫細胞の老化と免疫反応です。その結果は、マインドフルネスの興味深い効果を示唆しています。炎症—私たちはその弊害を知っています—の目印が目に見えて減少し、CD４＋Tリンパ球—免疫システムの「大将」のようなもの—数が増加し、テロメラーゼの活性が高まることでテロメア（※1）が長くなります。研究は始まったばかりですが、その成果は私たちに希望を与えてくれるものです。

> 積極的になりましょう。自分の存在と人生の価値を信じることを恐れてはいけません。まず、ストレスや危機にさらされていない静かな時に、注意深く呼吸することを学びましょう。少しずつ頭を鍛えていきましょう。自分をしっかり見つめながら、周囲に注意を払い、素晴らしい世界を発見してください。

オメガ三脂肪酸

私の患者さんや家族、またこれまでの人生で私と出会った人は皆、私がオメガ三脂肪酸の摂取を熱心に勧めていることを知っています。それは数年前に始まりました。歯肉に大きな問題を抱えていた時に、栄養士さんからオメガ三脂肪酸を毎日摂取することを勧められまし

※1　テロメアの長さは、細胞が分裂できる回数—つまり私たちに残された時間—のメーターとして作用することを思い出してください。

た。驚いたことに、数週間後に突然問題がなくなりました。大きなストレスがあると痛みが出ますが、魚油によって悪影響が抑えられるのです。

　オメガ三脂肪酸を摂取することで、気分や認知能力を高めることができます。オメガ三脂肪酸は六種類ありますが、人間の生理に関係するものは、α-リノレン酸とエイコサペンタエン酸（ＥＰＡ）とドコサヘキサエン酸（ＤＨＡ）の三種類だけです。最後の二つに注目していきましょう。

　この二つが普通「必須脂肪酸」と呼ばれているのは、体の特定の機能に欠かせない重要な脂肪酸であり、体内で生成することができないため、食事で摂取する必要があるからです。

　ＥＰＡ（エイコサペンタエン酸）は、いくつかのエイコサノイド（注。炎症や血液が固まることにかかわる様々な作用を持つ一連の物質のこと）の前駆体（注。化学反応などで、ある物質が生成される前の段階にある物質）です。重要な抗炎症作用と免疫機能をもった脂質の分子です。この脂肪酸は、魚（サーモン、イワシ、マグロ、サバ、ニシン・・・）や魚油（タラ肝油）を摂取することによって得ることができます。内科では、この脂肪酸は血中の脂質―コレステロールと中性脂肪―を下げるために、脂質降下薬として使用されます。

　ＤＨＡ（ドコサヘキサエン酸）は主に魚油に含まれていますが、スピルリナなどのいくつかの藻類にも含まれています。実は元々は藻類に含まれていて、魚はそれを餌にし、食物連鎖が進むにつれて徐々に濃縮されていきます。特に魚の脳、網膜、生殖細胞に存在しています。神経細胞や脳の灰白質は大量の脂肪で構成されているため、この成分が発達や適切な機能の鍵を握っています。脳の最適な発達のためには、適切な量のＤＨＡが必要です。そうでないと、神経発生や神経伝達物質の代謝に欠陥が生じます。

オメガ三脂肪酸には、重要な抗炎症作用があります。

アメリカの栄養生化学者ウィリアム・Ｅ・Ｍ・ランズが二〇〇五年から行った研究では、オメガ三脂肪酸との比較でオメガ六脂肪酸が過剰に摂取されると、心臓発作、関節炎、骨粗鬆症、うつ病、気分変調、肥満やがんが発生しやすくなることが示されました。過剰なオメガ六脂肪酸の摂取は、いくつもの病気の根底にあります。ギリシャのアルテミス・Ｐ・シモプロス博士は、必須脂肪酸を摂取することは大切だが、オメガ六脂肪酸とオメガ三脂肪酸を適切な比率で摂取することはさらに重要であると二〇〇二年に発表しました。人間は進化の過程でこの二つの脂肪酸を一対一の割合で摂取してきましたが、ここ数十年の肉や加工食品の消費ブームにより、西洋の食生活では一〇対一の割合にまで上昇しています——米国では三〇対一の比率にまで達するかも知れません——。その比率を下げることで、心血管疾患、喘息、関節リウマチ、大腸がんの予防に役立つことが示されています。

ＤＨＡは乳児の神経や脳の発達に欠かせない栄養素で、母親が事前に摂取していれば母乳によって乳児に与えられるので、妊娠期間中に妊婦がＤＨＡを摂取することが推奨されています。しかし、ＤＨＡは小児期に不可欠なだけでなく、最近の研究は適切なオメガ三脂肪酸摂取と認知症やアルツハイマー病の低発症率との関連を証明し始めています。反対に、高齢者のＤＨＡのレベルが低いと、認知機能の低下が加速する恐れがあります。脳はこの脂肪酸への依存度が高く、うつ病や認知機能障害などの障害との関連が指摘されています。記憶障害のある患者が、一日一グラムのＤＨＡを半年間摂取したところ、記憶力の改善がみられました。一方、アルツハイマー病と診断された患者では、オメガ三脂肪酸のサプリメントを摂取した後、病気の進展がより遅くなりました。また、ＤＨＡは、脳細胞の生存と修復に関わり、神経保護作用を持った主要な物質であることが確認されています。

魚油を毎日摂取することは、様々なレベルで健康に有益な効果をもたらします。イリノイ大学のファーザネーファー教授が二〇一〇年に発表した研究では、オメガ三脂肪酸の高値とテロメアの長さとの間に正の相関関係があることが示されました。

最後に、魚油の利点には、ＡＤＨＤ（注。注意欠如・多動性障害）の注意力の向上が含まれます。オメガ三脂肪酸を摂取した子供は成績が向上しました。今日、アメリカ精神医学会―そしていくつもの精神衛生マニュアル―は、統合失調症、うつ病、双極性障害などの精神疾患の進展を食い止めるため、またその治療のためにも、オメガ三脂肪酸の摂取を推奨しています。

一日一～二グラムを正しいＥＰＡ-ＤＨＡ比で摂取するのがおすすめです。つまり、最低でも八〇％のＤＨＡ。

第九章　あなたのベストバージョン

人生で成功と勝利を収めるためには、一見簡単そうに見えるものの正確に実行するのは難しいことから始めなければなりません。

私は誰？

自分を知ることとは、克服の第一歩です。克服と変容、つまり自己の負の面を克服し、新らしい自分に変わるという内なる成長に至るために、私は通常、患者さんと一緒に —そして、あなたにもお勧めします— 三つのステップに取り組んでいます。

一、自分を知る

自分がどんな人間かを知る必要があります。自分を特徴づけるものは何か、自分の中で一番好きなものは、一番嫌いなものはなどなど。私はいつも、自己認識には四つの面があると言っています。

➤他人が認識している自分。つまり、自分の像。

➤自分が思っている自分。つまり、自分についての概念。

➤本当の自分。つまり、自分の本質。

➤ネットで明かしている自分。自分のｅイメージ。

二、自分を理解する

ある状況に対してどうしてそういう反応をしたかの原因を知ること。自分の遺伝、自分の過去、他者—上司、友人、同僚、配偶者など—と関わる仕方を理解すること。幼少期を振り返るときには、慎重にしましょう。自分の原点を敵視することになるような無理な治療は避けましょう。自分の限界、壁、恐れを心得て、それらがどこから来ているのかを理解するならば、自分の内部を変え、感情を管理する能力が大きく進歩しているのです。

三、自分を受け入れる

これまでずっと、どうやっても修正できない、いくらかのある「こと」を自分のものにすること。自分には限界があること、間違うこと、間違う可能性があることを受け入れることが大切です。人生における成功は、欠点や不完全さを持たないことでも、失敗をしないことでもなく、自分の才能や能力を高めることを学ぶことによって得られるのです。

> 欠点は、もし自分がそれを知り、長所によって中和することができれば、自分を傷つけることはありません。

成功者とは、仕事を楽しみ、特定のことに秀でている人のことです。彼らはあなたと別の人種ではなく、自分の得意なことや好きなことに集中して、能力を輝かせ、磨き、開発しようと時間をかけている人たちなのです。誰もがやりたい仕事をできる訳ではありませんが、幸せで成功している人、トップクラスのプロは、自分のしていることを愛し、上手に果たす人です。古典にはこうあります。「仕事を愛し、仕事の中で年を重ねなさい」

才能＋情熱＝天職

あなたが深く尊敬する人のことを考えれば、どんな分野の人であっても ―スポーツ選手、実業家、ジャーナリスト、医師、精神的指導者、作家など― 、何かに集中してそれを強化してきた人であることに気づくでしょう。彼らに多くの不得意な分野があると言っているのではなく、他の人よりも優れている特定のポイントに集中できたという意味です。あなたが今思い浮かべている人は誰でも ―そう、誰でも― 、多かれ少なかれ、内なる戦いを戦っていて、現状に至るために苦しんできたのです。

数年前の学会で、とても有名な外国人歌手に会いました。世界中で数百万枚のＣＤを売り、大規模なコンサートを催していました。私は彼の歌以上の何かに心を動かされていました。そのことを彼に伝えました。私は「大ファン」だったので、写真をお願いしました。彼は、親しみと気配りのある人でした。彼は私の家族や職業を尋ねてきました。精神科医だと答えると、言いました。

「私は長い間治療を受けています。大勢の人の中にいるとパニック発作を起こし、ステージ上でさえ時々起こるのです。毎日の戦いですが、いつか完全に克服したいと思っています。」

世界的に有名なシンガーが人混みでパニックとは。ユーチューブやライブで彼のコンサートを見たことがあります。あの短い会話を忘れたことはありません。この人はひどい不安を抱えながらもどこに行っても成功すると考えると、自然と微笑みが浮かんできます。

ロジャー・フェデラー

フェデラーは生ける伝説で、間違いなく史上最高で最もエレガントなテニスプレイヤーでしょう。テニス界ですべての記録を更新し、世界中にファンがいます。二〇一三年七月に『マルカ』紙に掲載されたインタビューで、「あなたには、優れたサービス、最高のフォアハンド、巧みなボレー、そして多彩なカットがあります。でも弱点はバックハンドのように思われます」と言われ、こう答えています。

「私には、自分の強みを伸ばすか弱点を改善するかの二つの選択肢がありました。後者だったら、今頃どこにでもいる平凡なテニスプレイヤーになっていたでしょう。結局は自分の強みで勝負するんです。バックハンドをよくするために、バックで一〇〇〇球打ってミスをしないように練習するつもりはありません。」

ところで、リーダーとは何でしょうか。リーダーには三つの資質が必要です。それは、メッセージを持っていること、その伝え方を知っていること、楽観的であることです。

この三つの資質が揃っていると感じさせる人を見つけるのは難しいように思われます。例えば、メディアを独占する政治家は、コミュニケーションの仕方を知らないことが多く、そのメッセージは通常曖昧で打算的なものであり、聴衆はだれか、どんな傾向を持っているかによって、また彼らの利害によってコロコロ変ります。そのような「リーダー」はだめです。頭角を現す人、牽引する人は、一貫性があり、平和と幸せを周囲に伝えます。

あなたの最高のバージョン

満足のいく人生を送るには、内省、知識、仕事、努力、ユーモアのセンスなどを必要とします。簡単ではないですね。あなたのベストバージョンの鍵となるであろう方程式を作りました。

あなたの理想型に近づくために必要なのは、まず「生きたい」という望みです。それは、日々の喧噪にもかかわらず、常に最高の自分になるために努力するということです。もちろん、これは本で学べるものではなく、人生を生きながら、楽しみながら、感じながら、味わいながら学んでいくのですが、何よりも転んではまた立ち上がることによって学ぶのです。

あなたという存在は、あなたの決断の結果なのです。自分の決断が自分の人生を左右すること、流されてはならないことに気づかなければなりません。

あなたのベストバージョン＝（知識＋意志＋人生計画）×情熱。

「あなた」は、あなたの決断の結果であると言いました。適度な情熱と強い意志があれば、望むことのほとんどを手に入れるでしょう。「ほとんど」と言ったのは、運とか運命とか摂理とか呼ばれるもう一つの要素があるからです。それがために、どんなに現実的な目標であっても、達成されないことがあるのです。そして、上の四つの要素の一つでも不足したらどうなるでしょうか。

➤知識が不足したら・・・、やる気満々の愚か者ほど「危険」なものはありません。

➤意志が不足したら・・・、希望と知識をもってスタートしても、またたく間に頓挫するでしょう。

➤人生計画が不足したら・・・、即時性と即効性の奴隷に堕するでしょう。

➤情熱が不足したら・・・、リーダーになれず、輝くことも、人に影響を与えることもなく、（もちろん）健康な老後を楽しむのは無理というものです。

知識

幸運はよく準備された人のみを助ける　ルイ・パスツール

フランスの科学者のこの名言が、いつも私の励みになっています。後に、作家のアイザック・アシモフはそれを補完して、意志と情熱をもって準備し、勉強し、行動する人だけが人生の成功を望むことができると説明しています。

これは、私たちの分野に引き寄せても大いに有効です。運―あるいは摂理―が私たちのところにやってきても、それに気づき正しく認知することができない人もあります。運は、現れたとき（もし現れたら、ですが）、養成を受けてしかるべき準備ができた者に、それを役立てるための十分な技術と知識を身につけた者に味方します。私たちは皆、自分の目的を達成するための効果的な手段があります。その手段とは、自分を鍛錬し勉強する能力です。鍵は、学ぶ意欲があるかどうかです。

治療では、「読書療法」を使っています。一方で、現状を理解しそれを克服するため助けになるような、一定のレベルの心理学の本を、他方でネガティブな思考や有害な感情状態から抜け出すのに役立つ小説を薦めます。

テレビやネット、ユーチューブ動画での時間の浪費を避けましょう。外出、運動、読書には強力な抗うつ、抗不安作用があります。

意　志

秩序、規律、忍耐、努力をもって能力発揮に励むとき、あなたのベストバージョンが現れてきます。各自の能力に応じて、苦しみに耐えることを学ばねばなりません。

意志とは何か

意志は、目先の報酬や満足を先延ばしできる能力です。意志のある人は、長い視野で人生を遠望することができ、具体的な目標を設定し、それを達成するために冒険することができます。意志は決意と決断と忍耐力を生みます。

願望と欲望の違いはそこにあります。願望には、しっかりとした決断が必要です。他方、「欲望」は、食事、飲み物、性欲、衝動など即時の所有や満足を求めます。何でも早く決定することが特徴で、一時的に人を満たしますが、人を成長させることはありません。逆に、「願望」はもっと遠い目的を求めていて、具体的でよく考えられた計画を立て、それを達成するためには継続的な努力がなければなりません。その過程で人間的に成長していくので、より満足を感じます。

よく鍛えられた意志を持つことは、時間をかけて苦労と放棄に耐えながらたゆまず努力した結果です。それによって、堅固で一貫した人間となり、より易しいものではなく、自分に最適なものを求めるようになります。つまり、強い意志は遺伝ではなく、後天的なものです。生まれつきもっているものではなく、獲得するものです。

意志とは決断することです。具体的な方向を決定すること、事前に考え、メリットとデメリットを秤にかけ、目標に至るコースを設定することです。強い意志を持っていることは、人格の成熟度を示す明確な指標の一つです。逆に、人格の未熟さの最も顕著な兆候の一つは、弱くて脆い意志を持つことで、そういう人は立てた目標に至る努力をすぐに放棄してしまいます。

今お話ししているこのテーマには一冊の本が必要です。実際、『知性を高めるための五つのヒント（※1）』という本を強く推薦します。秩序、一貫性、忍耐、努力は、あらゆるプロジェクトや事業を前進させるエンジンです。それがなければ、どんなに優れたアイデアであっても、結局は力を失い霧散してしまいます。

鍛えられた意志は、あなたを人生プロジェクトの理想型に導いてくれます

※1　5 consejos para potenciar la inteligencia, Enrique Rojas, 2016. Madrid

目的と目標の設定

目的は長期的、目標は短期的なものです。セネカは言いました。「行き先を知らない者には追い風は吹かない。」計画のない者は目先のことに振り回される奴隷です。衝動や情動、感情によって動き、簡単に操作される人間になります（現代社会ではいとも簡単に）。

あなたよりもずっと悪い条件でプロジェクトを始めて、自分が掲げた目的を達する人がいます。ですから、自分の心身の健康のためや、あるいは配偶者や家族、友人との関係を改善するために必要であれば、ゴールや目標を変更することを恐れないでください。身に染みついた癖や習慣は、人生に大きな影響を与えます。人は、個人的な、経済的な、家族の深刻な危機や病気に直面したときに、本当に変わろうと決意します。ニューヨークのマウント・サイナイ病院の循環器科医ヴァレンティン・フスター博士が言うように、「禁煙に一番いいのは、心臓発作」なのです。

心はほっておいて、行動計画を立てて実行しましょう

人生のプロジェクトは、支えとなるしっかりした支点を持つことから始まります。計画を立て、現実を見つめ、それを探しに出かけましょう。冒頭で言いましたが、「夢は忘れた頃に実現するだろう」という言葉ほど有害なものはありません。これは、受け身の姿勢で待つことにつながり、とても危険です。おそらく何一つ実現しないでしょう。恐れずに夢を抱いて、

大きなことを考え、計画を立て、実行に移しましょう。計画をたてるなら、一つ一つの目標を達成していくごとに個人的な満足感が伴います。その小さなステップの中に本当の幸せがあるのです。他方、ゴールに執着しないようにしましょう。状況に応じて計画を変更する余裕を持つことが不可欠です。そうでなければ、人は失敗に直面したとき、再起不能になる危険性があります。

情熱

あなたを本当に幸せにできることにもっと時間をかけなければならない

作者不詳

　情熱は知識と意志と人生目的に加えられる要素ではなく、それらを倍加する要件です。情熱は神経細胞の結合を改善し、神経新生 ―新しい神経細胞の生成― を促進し、テロメアを長くします。私たちが命をいただいたのは、幸せになるため、その幸せを他の人に伝え、人生の良いことを共有するためです。興味深い事実を一つ。メイヨー・クリニック（アメリカの有名な総合病院）の研究によると、悲観論者では平均寿命は最大十九％短くなります。

　ペップ・グアルディオラ（スペインの元サッカー選手、監督）がＦＣバルセロナに来た時に言った言葉です。「できるかぎり努力しよう、という言葉を君たちに贈る。勝つか負けるかそれはわからない。でもやってみよう。ベルトを締めて、楽しもう。」その通りでした。私たちは、数年間、手に汗にぎるサッカーを ―レアル・マドリーのファンでさえ― 楽しみました。

でも楽観的になることを習得することができるのでしょうか？

間違いなく、できます。イスラエルの心理学者タル・ベン・シャハール氏は、ハーバード大学で幸せになる方法を教える人気講座を開講しています。努力によってポジティブになることが出来ると言います。時間がかかりますが、努力によって、充実感に満たされ、心身ともに健康になる可能性が十分にあるのです。楽観主義とは、今の瞬間の一つの捉え方です。この本を通して述べてきたように、幸福とは私たちに何が起こるかではなく、私たちに起こることをどのように解釈するかという点にあります。人生で成功した人は、世界や人を楽観的に見ていて、それを人に伝える方法を知っていました。楽観的な人は企画を考案するのに対して、悲観的な人は始めないための言い訳をいつも見つけるのです。

マレー・バトラーの至言ですが、「物事を起こす人、物事が起こるのを見る人、そして何が起こったのか聞く人」の三種類の人間がいます。あなたはどれでしょう。

やり直すのに遅すぎることはない

ポルノ女優ジュディスのケース

ジュディスとの出会いは、ある学校であった教育とレジリエンスに関する講演会の終わったときでした。一人の女性が近づいてきてこう言いました。

「私は女優ですが、あなたがこの学校で講演するのをネットで知って、来ました。もう生きたくありません。もう無理です、自殺します。」

心が凍りついたように感じました。映画のことはよく知りませんし、外国のものはなおさらです―その人には少し外国語訛がありました―。ちょうど彼女の名前を尋ねた時、校長先生が近寄ってきて学校の五〇周年記念で出版された本を私に贈呈しました。その女性から少し遠ざかった時間を利用して、名前を検索してみました。なんとその人はポルノ女優で、ＳＮＳで一〇〇万人以上のフォロワーがいるのです。

彼女のところへ戻り、悲しみの理由を聞いてみました。幼いときからずっと付き合ってきた彼氏から結婚してほしいと言われたとのことです。「恋をしているのかどうかわからない・・・、恋をする資格があるのかわからない」と疑問を抱きながらも彼を愛していましたが、彼との未来はないと思っていました。

「映画を辞めて欲しいと言われて、そのつもりです・・・。でも、子供ができたら・・、あなたは分からないでしょう・・・、いつかネットで私の人生を検索されたら・・・。私には未来がないんです。」

会議のステージのそばに止まりながら、言葉や態度に注意をしながらポルノの世界について話しを始めました。傷つけないように気を配り、彼女もそれを感じ取ってくれました。

「見下すことなく優しく聞いてくれてありがとう。助けてください。一番の悩みは、自分の過去や傷を消せないことです。そのため、やり直すことができません。」

翌日一番に診察予約を取りました。一晩中そのことについて考えていました。警察で働いている知人に電話をして、身分証明書の変更が可能かどうか、必要な条件は何かを聞いてみました。

翌朝には必要な情報が手に入っていました。母親は外国人、父親はスペイン人で、二重国籍を持っていました。すでに芸名を使ってはいましたが、名前を変えることについて話し合いました。慎重に彼女の過去に入りました。様々な国で映画の撮影をして、時には高級売春や麻薬の世界に接していました。癒やすべき深い傷がたくさん見つかりました。

彼女は私に心を開いて、生い立ちを語ってくれました。細心の注意を払って話を進め、幼少期、母親によるネグレクト、父親のアルコール依存症と自殺について、聞き取りました。十歳の若さで近親者から性的虐待を受けました・・・。美少女になっていた十八歳の時には、男の子たちの関心の的でした。その時にラウルと出会い、恋愛関係になり、今に至っています。彼女は真剣に考えていませんでしたが、彼の方は最初から永遠の愛を告白して、待っていると約束しました。

その後すぐに外国でのモデルの仕事のオファーがあり、彼女はそれを受け入れました。お金が必要だったのです・・・。夜な夜なパーティーに出かけ、ドラッグや高級売春の世界に入って行きました。高額な収入を稼ぎました。何も感じなくなり、仮面をかぶりました。夜になると、ますます強くなる虚無感のために泣きましたが、涙は出ませんでした。その状況を知っていたラウルは彼女を探し出し、その世界から救出しようとしましたが、できませんでした。ラウルは彼女に本を贈り、痛みやトラウマやその克服についての話を聞ける講義会に誘いました。

何週間も治療を重ねると、だいぶ落ち着いてきました。人生と外見を変えるためにあらゆる手を尽くしました。特に特徴のある顔ではなかったので、少しの工夫で外見が変えることができました。

出会ってから数ヶ月たったある日、彼女はラウルと一緒に外来に来ました。とてもいい青年で、ずっと彼女を愛していて、彼女が自分の過去の生活で深い傷を負っていることを心得ていました。

二ヶ月程前、こんな手紙が届きました（※1）。

親愛なる先生へ

新しい国に着きました。でも、正確には新しいわけではありません。私たちが引っ越してきた場所から一〇〇キロ離れたところで、私の母は幼少期を過ごしました。洋服のビジネスを始めました。仕事は少しずつしか進んでいませんが、とても希望を感じています。貯金があるので、うまくいけば翌年の春には結婚する予定です。おかげで生きる意欲が回復しました。先生がくださった助けに感謝します。［・・・］

やり直すのに遅すぎることはありません。

追伸

先生の連絡先を何人かの同僚に送りました。彼女たちも助けてあげてください。私がどこにいるかは言わないでくださいね。

敬具　ジュディス

※1　この話を書く前に本人から許可を取りました。本人を同定できないようデータは変えてあります。

第十版への著者あとがき

親愛なる読者の皆さん

医学一般、特に精神医学は天職です。子供の頃から、人の役に立ちたい、そのために勉強して自分の人生を捧げたいという気持ちがありました。あなたが手にしている本は、長年の研究、何十もの論文、愛情をもって治療してきた何百人、あるいは何千人もの患者、そして深い常識と常に最新の研究成果を学ぼうとした成果です。

この本が好評を得てきたことは、私にとって特別な喜びです。この本を手にした人には、どれくらい自覚していたかは別にして、自分を知るという意図があったと思います。ギリシャ文明の中心であり、私たちの西洋文化のルーツの一つであるデルフィのアポロ神殿に掲げてあったのは、まさにこの格言でした。自分自身を知ること、私たちに起こることがなぜ起こるのかを理解することは、容易ならぬ仕事です。しかし、それは人の内面のバランスを取り、周りの人との絆を強めるための第一歩でもあるのです。

この本の出版以来、自分を知るという難しい仕事に進歩し、自分の人生をより良くするきっかけになったという、読者からの嬉しいメッセージをたくさんいただいています。この本と読者の皆さん、そしてあなたのおかげで、私は人を助けるという私の天職を実践する別の方法を発見できました。

この本が、単に読んで楽しいだけでなく、あなたの人生に役立つこと、そして・・・あなたに良いことが起こることを願っています。

謝辞

誰よりもまず、無条件で寛大にサポートをしてくれた夫へススに感謝します。彼なしには、この本は日の目を見なかったでしょう。また子どもたちに。いつも喜びをくれる息子のヘスシン。最悪の時に私を救ってくれたエンリケ。最初のページから最後まで付き添ってくれたハビエルに。またこのコロナ禍の中で、おなかの中から力をくれたアントニオに。

魂の科学を教え導いてくれた父に。

努力と情熱があればすべてが達成できることを教えてくれた母に。

献身的でずっと一緒にいてくれたクリスティーナに。

感情の世界に、そして人を助けるという刺激的な専門職に、手を携えて歩んでくれたイサベルに。

長年、私を導いてくれた教授方や先生方に。

本当の師である私の患者さんたちに。困難な時に私がともに歩むことを許してくれ、その回復によって私を喜ばせてくれたことに感謝します。

私がずっと伝えたいと思っていたことを本にする機会を与えてくれた二つの出版社プラネタとエスパサに。

我慢強く私の拙い文を校正してくれたフェルナンドに。

最後に、ずっと付き添ってくれた姉アルムデナと天国にいるキケ兄さんに感謝したいと思います。

参考文献

Alcaide, F. (2013), Aprendiendo de los mejores. Barcelona: Alienta Editorial.

Amen, D. G. (2011), Cambia tu cerebro, cambia tu vida. Málaga: Sirio.

American Psychiatric Association (2014), DSM-5. Manual diagnóstico y estadístico de los trastornos mentales. Madrid: Panamericana.

Aron, E. (2006), El don de la sensibilidad: las personas altamente sensibles. Barcelona: Ediciones Obelisco.

Ben-Shahar, T. (2011), La búsqueda de la felicidad. Por qué no serás feliz hasta que dejes de perseguir la perfección. Barcelona: Alienta Editorial.

Bilbao, A. (2015), El cerebro de los niños explicado a los padres. Barcelona: Plataforma.

Blázquez, Luis (2018), Enfocar la atención. El trampolín para el crecimiento personal. Madrid: Ediciones Teconté.

Bullmore, E. (2018), The inflamed mind. Londres: Shortbooks.

Carnegie, D. (2013), Cómo ganar amigos e influir sobre las personas. Buenos Aires:

Sudamericana.

Carr, N. G. (2008), «Is Google making us Stupid?». The Atlantic, julio- agosto.

Cymes, M. (2017), Mima tu cerebro. Barcelona: Planeta.

Cyrulnik, B. (2016), Los patitos feos. La resiliencia, una infancia infeliz no determina la vida. Barcelona: Gedisa.

Dyer, W. (2014), Tus zonas erróneas Barcelona: Grijalbo.

Frankl, V. E. (2015), El hombre en busca de sentido. Barcelona: Herder.

Goleman, D. (1996), Emotional Intelligence: Why It Can Matter More Than IQ. Nueva York: Bantam Books.

González-Alorda, A. (2011), El talking manager. Cómo dirigir personas a través de conversaciones. Barcelona: Alienta Editorial.

L'Ecuyer, C. (2013), Educar en el asombro. Barcelona: Plataforma.

Mam, S. (2006), El silencio de la inocencia. Barcelona: Destino.

Pert., C. B. (2012), Molecules of Emotion. Nueva York: Scribner.

Puig, M. A. (2012), Reinventarse. Barcelona: Plataforma. —, (2017), ¡Tómate un respiro! Mindfulness. Barcelona: Espasa. Rojas, E. (2011), El amor, la gran oportunidad. Madrid: Temas de hoy. —, (2012), Adiós, depresión. Madrid: Temas de hoy. —, (2012), No te rindas. Madrid: Temas de hoy.

Rotella, B. (2017), Cómo piensan los campeones. Madrid: Ediciones Tutor.
Seligman, M. (2017), Aprenda optimismo. Haga de la vida una experiencia maravillosa. Madrid: Debolsillo.
Sonnenfeld, A. (2015), Educar para madurar. Madrid: Klose Ediciones.
Spitzer, M. (2013), Demencia digital. Madrid: Ediciones B.
Tolle, E. (2009), Practicando el poder del ahora. Madrid: Gaia.
Wiesenthal, S. (1998), Los límites del perdón. Barcelona: Paidós Ibérica.

あなたによいことが起こるために

著　者　マリアン・ロハス
発行日　2021年8月31日
発　行　プリズムBOOKS
　　　　㈱DELTA COMMERCE JAPAN
　　　　　www.prismabooks.com
　　　　　info@deltajpn.com
発　売　星雲社（共同出版社・流通責任出版社）
　　　　　住所：〒112-0005　東京都文京区水道1-3-30
　　　　　電話：03-3868-3275
翻　訳　向山伊知郎・尾崎明夫
編　集　㈱学術出版印刷
印　刷
製　本　㈱国際印刷出版研究所
定　価　本体1950円＋税

ISBN　978-4-434-29341-2　C0030

落丁・乱丁の場合はプリズムBOOKSまでご連絡下さい。
送料小社負担にてお取り替え致します。